*Friederike Reumann*

# Ich stärke meine Selbstheilungskräfte

## Das Übungsprogramm für dauerhafte Gesundheit

Lüchow

FRIEDERIKE REUMANN

# ich stärke meine SELBSTHEILUNGSKRÄFTE

## DAS ÜBUNGSPROGRAMM FÜR DAUERHAFTE GESUNDHEIT

Lüchow

# INHALT

# VORWORT

*In meiner beruflichen Arbeit der Physiotherapie und Osteopathie begeistert mich von Anfang an der* ***selbstheilende Körper*** *– die erstaunliche Fähigkeit, bei Beschwerden, Symptomen und Krankheiten grundsätzlich* ***selbst*** *wieder in einen gesunden Zustand zurückzukehren! In meiner Praxis ist es mir daher wichtig, den Körper bei seinen Selbstheilungs- und Regenerationsprozessen zu unterstützen. Ich habe im Laufe der Jahre verschiedene Ansätze aus der komplementären Medizin zusammengetragen und wende sie für meine Patient*innen mit sehr guten Ergebnissen an.*

Doch nicht jeder Körper ist gleich und eine erfolgreiche Selbstheilung ist scheinbar von bestimmten Voraussetzungen abhängig. Diese Erfahrung machte ich, als ein junger Fußballspieler, der einen Spielervertrag bei einem bekannten Verein unterzeichnet hatte, zu mir in die Praxis kam. Während eines Spiels hatte er sich durch ein unfaires Foul eine Sprunggelenksverletzung zugezogen und mitten in der Saison aussteigen müssen. Leider brachten die folgenden Operationen und Nachbehandlungen mit Physiotherapie, Osteopathie und Athletik-Training nicht die gewünschten Erfolge – der Fuß wollte einfach nicht heilen. Natürlich löste das bei dem Spieler starken Stress aus, denn seine Vertragssituation war plötzlich ungewiss. Außerdem wurde er von den Fans gemobbt und letztlich hegte er selbst in seinem Herzen einen Groll gegen den Spieler, dem er die Verletzung zu verdanken hatte. Dies alles schwächte den jungen Mann zusätzlich.

Auch meine Therapieverfahren schlugen zunächst nicht an. Es schien, als hätte der Körper *keine Kraft*, den Selbstheilungsmodus zu aktivieren. Irgendwann gingen mir die Ideen aus und ich sah nur eine letzte Möglichkeit: Ich setzte eine Akupunkturnadel dicht an der Narbe. Diese zeigte sofort eine Reaktion und aus diesem Grund führte ich die Behandlung fort. Ich setzte eine komplette Akupunktur mit dem Ziel, auf den **Energiehaushalt** des Körpers positiv einzuwirken. Endlich kam der Energiefluss wieder in die Gänge und die Selbstheilungskräfte konnten greifen. Von da an begann der Fuß zu heilen, sodass der Spieler bald wieder in der Lage war, am Wettkampf teilzunehmen.

Diese Erfahrung lehrte mich, dass der Körper zunächst einen *stabilen Energiehaushalt* braucht, bevor die Mechanismen der Selbstheilung überhaupt ansetzen können. Das fand ich sensationell, denn möglicherweise boten sich nun auch Erfolg versprechende Behandlungsmethoden für „austherapierte" Patient*innen oder solche mit chronischen Erkrankungen und ältere, geschwächte Menschen. Ich stellte aus meinem Behandlungsrepertoire eine wirksame Therapiekombination zusammen, die dafür geeignet war, Energiereserven aufzufüllen, Selbstheilungskräfte zu aktivieren und so eine Beschwerdelinderung zu erreichen. Dieses Programm verschiedener Selbstanwendungen wollte ich meinen Patient*innen zugänglich machen. Sie sollten auf eine Alltagspraxis zugreifen und ihre Beschwerden anhand leichter Übungen selbst behandeln können.

Dieses Basis-Programm zur Vermehrung der **körpereigenen Energien** entwickelte ich auf der Grundlage der traditionellen Chinesischen Medizin (TCM) und der Osteopathie und erweiterte es schließlich mit Zusatzübungen zur Aktivierung der Selbstheilungskräfte und Linderung individueller Beschwerden in den vier essenziellen Körpersystemen. Mit dieser Übungsauswahl sind meine Patient*innen jetzt **selbst** in der Lage, ihren Gesundheitszustand positiv zu beeinflussen, wo sie bislang ihren physischen Beeinträchtigungen und Schmerzen mehr oder weniger ausgeliefert waren. Doch nicht nur kranken Menschen kommt das Programm zugute, denn ich kann mit Freude beobachten, dass auch junge Menschen, die den herausfordernden Bedingungen des Alltags begegnen müssen und sich ständig müde und energielos fühlen, durch das Übungsprogramm mehr **Lebensenergie** gewinnen. Sie können ihre Kraftreserven in Eigenregie wieder auffüllen und dem Körper helfen, gesund zu bleiben.

In diesem Buch möchte ich meine Erfahrungen und Erkenntnisse nun auch mit meinen Leser*innen teilen, damit sie die Möglichkeit haben, mit gezielten Übungen zurück in ihre eigene Kraft zu kommen und Beschwerden selbst zu lindern.

Das Buch schenkt dir im ersten Teil ein leicht durchzuführendes *Basis-Programm* zur Vermehrung deiner körpereigenen Energien. Ist dein Energiehaushalt wieder normalisiert, stehen dir zusätzlich konkrete Übungen zur Verfügung, um individuelle körperliche Beschwerden gezielt im Alltag zu behandeln. Für eine optimale Übersichtlichkeit ist dieser umfassende Übungsteil in vier Körpersysteme aufgeteilt, die ich „Körpersäulen" nenne:

- Die Körpersäule „Fließsystem" umfasst alle Körperflüssigkeiten, ihre Transportwege, aber auch die Energie.
- Die Körpersäule „Muskel-Skelett-System" beinhaltet die Muskeln, Knochen, Gelenke, Bänder und Sehnen.
- In der Körpersäule „Organe" findest du alle Übungen, mit denen du organassoziierte Beschwerden lindern kannst.
- Die Körpersäule „Craniosakralsystem" beschreibt die Verbindung zwischen Kreuzbein und Schädel über spezielle Rückenmarks- und Hirnhäute.

Zusätzlich zu den ausführlichen Beschreibungen der Körperstrukturen und den entsprechenden Übungen findest du viele weitere Infos, interessante Tests zum Ausprobieren, weiterführende Tipps aus der Heilpraxis und motivierende Boni zum Selbermachen, wie zum Beispiel ein Wunderbalsam für eine Schröpfmassage.

Ich wünsche dir spannende Erkenntnisse über deinen Körper, dass du ein tiefes Vertrauen in deine eigenen Kräfte entwickelst und immer wieder Mittel und Wege findest, mit dir selbst in einem gesunden Kontakt zu sein!

Deine Friederike Reumann

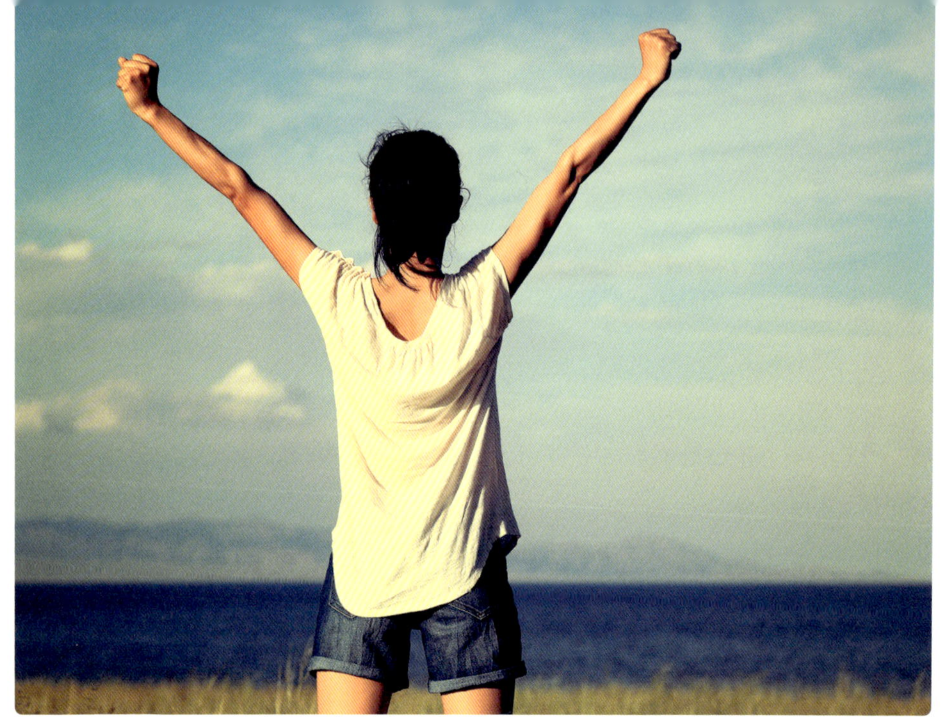

# grundlagen selbstheilungskraft

*Der Körper ist ein komplexes und faszinierendes Wunderwerk. Ohne zu murren, meistert er fast alle Herausforderungen des modernen Alltags. Er unterstützt dich, wenn du im Dauerstress bist, verzeiht dir die Tüte Chips auf dem Sofa und nimmt sogar hin, dass du wieder keine Zeit für Sport gefunden hast. Schweigend und ganz ohne Gegenleistung repariert er kontinuierlich und zuverlässig all die vielen kleinen Schäden, die während jeden Tages an den Zellen, den Organen, der Haut und anderswo im Körper entstehen. Dafür erwartet er zwar keinen Dank von dir, aber er braucht etwas, für das nur du sorgen kannst: einen ausgewogenen Energiehaushalt, sprich ein stets aufgefülltes Energiedepot!*

## Lebensenergie – Kraftstoff für den Körper

*Der Mensch im 21. Jahrhundert hat sich seinem ursprünglichen Lebensrhythmus immer weiter entfremdet. Statt dem natürlichen Takt zu folgen, den die Sonne vorgibt, strukturiert sich der Alltag der meisten über eine Vielzahl von familiären und sozialen Verpflichtungen und vor allem beruflichen Vorgaben.*
*Viele Menschen fühlen sich deshalb im Dauerstress und sind irgendwann einfach nur noch erschöpft. Denn oft wird versäumt, dem Körper all die abgezwackte Energie wieder zurückzugeben.*
*Den meisten „fehlt" scheinbar im stressigen Alltag die Zeit, sich ausreichend Pausen zu gönnen, sich abwechslungsreich zu bewegen und mit hochwertigen Lebensmitteln zu kochen – die drei wesentlichen Möglichkeiten, den eigenen Energiehaushalt im Lot zu halten.*
*Fehlt dem Körper irgendwann so viel Energie, dass sein Selbstheilungssystem nicht mehr einwandfrei funktionieren kann, macht er auf den Energiemangel aufmerksam. Die Alarmsignale sind zunächst leichte Symptome, beispielsweise Müdigkeit, Kopfschmerzen oder Verspannungen im Schulter-Nacken-Bereich.*
*Doch was geschieht dann? Diese auf Ruhe drängenden Körperzeichen sollten sofort wahr- und ernstgenommen werden. Doch bei vielen Menschen dringen sie im stressigen Alltag gar nicht erst bis in das Bewusstsein vor und nicht selten werden die Alarmzeichen zwar bemerkt, aber ignoriert, um all die Anforderungen trotz Unwohlsein und Schmerzen erfüllen zu können.*

sie ist angeboren. Diese „geerbte“ Energie verbraucht sich im Laufe deines Lebens. Mit einer gesunden Lebensführung schonst du zwar deine Lebensessenz, aber du kannst bereits verbrauchte Essenz nicht zurückgewinnen. Anders verhält es sich mit der Lebensenergie, denn sie ist eine funktionelle Energieform, die sich hauptsächlich aus Bewegung, Schlaf und Nahrung speist. Eine bewusste Work-Life-Balance, ein geordneter Geist und eine glückliche Seele füllen das Depot deiner Lebensenergie wieder auf. Eine aktive, gesunde Lebensweise wirkt sich bis ins hohe Alter positiv auf deinen Energiehaushalt aus: Deine **Lebensessenz** wird geschont und deine **Lebensenergie** neu aufgefüllt und vermehrt!

**AHA!** Wer lange leben will, sollte seine Lebensessenz wie einen Schatz hüten, denn unwissentlich wird viel davon verschwendet. Hier ist eine Auswahl von schlechten Lebensgewohnheiten, die die kostbare Lebensessenz reduzieren und die Lebenszeit verkürzen:

- Rauchen
- Alkohol
- Ernährung mit viel Fastfood, Zucker und Backwaren
- Exzessive Lebensweise
- Anhaltender Stress
- Fehlende Regenerationsphasen bei Krankheit
- Nachtarbeit und fehlender Schlaf
- Unzureichend Wasser trinken

Natürlich verfügt der menschliche Körper noch über viele weitere Möglichkeiten der Energiegewinnung, beispielsweise die Stoffwechselprozesse und die kleinen Mitochondrien – das sind die „Kraftwerke" in den Zellen. Im Detail tiefer darauf einzugehen, würde hier jedoch den angedachten Rahmen sprengen, deshalb beziehe ich mich hauptsächlich auf die Richtlinien in der TCM und zeige dir, wie du dein Energiedepot durch geeignete Bewegungs-Übungen, teilweise aus dem Yoga, wieder auffüllst. Diese Übungen haben den Vorteil, dass du sie immer und fast überall anwenden kannst und sie wenig Zeit in Anspruch nehmen. Sie passen selbst in einen vollen Terminkalender. Ohne viel Aufwand lässt sich dein Energiehaushalt damit wieder ins Gleichgewicht bringen.

### *Frühe Symptome bei Energieverlust*

Fassen wir noch einmal zusammen: **Lebensenergie** durchdringt den ganzen Körper. Selbst wenn wir sie nur subtil wahrnehmen, wissen wir doch, dass sie für unsere Körperfunktionen, für Wandlung und Wachstum im Körper, für einen frischen Geist und unser Herz zuständig ist. Energie wird für die Geburt und für den Sterbeprozess benötigt, für die Entwicklung der Gefühle und für die Produktion von Blut und anderen Körperflüssigkeiten, selbst für das Denken – einfach für alles! Da die Lebensenergie im Körper meist nicht bewusst wahrgenommen wird, bemerken wir auch oft nicht sofort, wenn sie fehlt. Vielleicht hast du auch schon die Erfahrung machen müssen, dass warnende Körpersignale vor lauter Lärm im Alltag erst gar nicht bis in dein Bewusstsein vorgedrungen sind? Oder du hast unbewusst ausweichend darauf reagiert? Achte von jetzt an mehr darauf, was dein Körper dir sagt. Hier findest du eine kleine Liste mit den wesentlichsten **Frühsymptomen**, die bei akutem Energieverlust entstehen. Schreibe sie dir am besten ab und hänge den Zettel gut sichtbar an deinen Arbeitsplatz oder zu Hause auf. Sensibilisiere dich selbst, indem du dich regelmäßig daran erinnerst und prüfst, wie du dich wirklich fühlst. So kannst du bei einem Energiemangel frühzeitig gegensteuern und eine Pause machen oder dir etwas Gutes tun!

### Frühe Warnsignale bei akutem Energieverlust

- Vitalitätsverlust, Leistungsabfall
- Müdigkeit
- Antriebsschwäche, Trägheit
- Haarausfall
- Schlafprobleme
- Augenringe
- trockene, fahle Haut
- schwache, krampfartige oder schmerzende Menstruation

**Mein Tipp!** Gemäß der TCM sind die *Nieren* die Hüterinnen der Energie! Sie produzieren einen Großteil der täglich benötigten Lebensenergie und schützen die angeborene Lebensessenz wie einen kostbaren Schatz! Wenn du dich erschöpft fühlst, verspricht die Wasser-Kur schnelle und effektive Hilfe! Nimm dir vor, über zwei Wochen täglich 2,5 Liter stilles, warmes Wasser zu trinken. Wenn du groß und kräftig bist oder viel Sport machst, kannst du die Wassermenge individuell erhöhen. Stilles Wasser (ohne Kohlensäure) reguliert den Säure-Basen-Haushalt, reinigt die Nieren von Schadstoffen. So wird die Filterfunktion verbessert und der Körper entgiftet gründlicher.

Es ist kein Geheimnis: Wenn du erste Frühwarnsignale deines Körpers ignorierst, werden die Symptome natürlich stärker. Dein Körper ist immer bestrebt, deine Gesundheit zu erhalten. Gerät diese ins Wanken, „befürchtet“ er die Entstehung von gravierenden Krankheitsprozessen und deshalb werden seine Warnungen energischer. Dein Körper zwingt dich gewissermaßen durch Schmerzen oder Bewegungseinschränkungen zu einer Regenerationspause. Damit du noch besser einschätzen kannst, wo du gesundheitlich gerade stehst, findest du nachfolgend eine weitere Liste mit Energiemangel-Symptomen, die in Erscheinung treten, wenn der Mangel schon längere Zeit ignoriert wurde.

### Symptome bei länger bestehendem Energiemangel

- Tief sitzende, nicht aufzulösende Müdigkeit
- Libidoverlust/Fertilitätsstörungen
- Fehlende Vitalität und körperlicher Kräftemangel
- Burnout und depressive Verstimmungen
- Tinnitus, Hörverlust und Schwindel
- Poröse Knochen
- Nervenzucken
- Immer wiederkehrende Infekte und Entzündungen
- Hautunreinheiten

Spürst du derzeit keine dieser Beschwerden, schreibe die Symptome bitte dennoch ab und hänge den zweiten Zettel als Mahnung neben deinen ersten. So wirst du regelmäßig daran erinnert, dass sich aus frühen leichten Symptomen schnell schwerwiegendere Symptome entwickeln können, wenn du nicht darauf reagierst. Das mag dir überflüssig erscheinen, aber du wirst lachen: Obwohl ich mich bestens mit Gesundheitsprophylaxe auskenne, habe ich selbst diese Erfahrung machen müssen.
In der Zeit, in der dieses Buch entstand, hatte ich selbst viel Stress. Neben meiner täglichen Arbeit in der Praxis schrieb ich an diesem Buch und parallel an einem zweiten, ich nahm an drei Online-Weiterbildungen teil und hinzu kamen zu allem Überfluss noch die plötzlich einsetzenden Existenzängste aufgrund der Corona-Krise. Ich musste mich mit einer Menge neuer Bestimmungen auseinandersetzen, denn ich trage ja auch Verantwortung für meine Angestellten, nicht nur die Patient*innen

und mich selbst. Bei all dem vergaß ich es allerdings, genug auf mich selbst zu achten! Die Quittung bekam ich, nachdem ich alle frühen Symptome meines Energiemangels zwar gespürt, aber wiederholt zur Seite geschoben hatte: Mir wuchs ein dickes Gerstenkorn am Auge, das bald schon mein ganzes Gesicht anschwellen ließ. Ich entschied mich für einen „Zwangsurlaub". Während der freien Tage spürte ich erstmals bewusst, wie sehr ich meinen Körper und mich selbst seit Wochen überfordert hatte. Mir war bei all dem Stress und Zeitdruck das wahre Ausmaß meines Körperleidens gar nicht aufgefallen. Das dicke Gerstenkorn wurde mein persönlicher Reminder, wie wertvoll und nicht selbstverständlich die körpereigenen Ressourcen sind. Es kann also sein, dass ich jetzt gerade mit dir zusammen die folgende Übung praktiziere, um die Verbindung zum eigenen Körpergefühl wiederherzustellen.

## Dem Körper zuhören – eine Reise nach innen

*Ich weiß, wie schwer es oft fällt, mitten im Alltag die Zeit zu finden, auf den eigenen Körper zu hören und zu achten. Manchmal erlauben uns bestimmte Situationen nicht, auf die ersten leise warnenden Körpersignale zu reagieren. Mag sein, dass du genau wie ich manchmal zu denjenigen zählst, die Verspannungen, Verdauungsprobleme und Abgeschlagenheit mit einem gesunden Körpergefühl verwechseln. Doch wie fühlt sich dein gesunder, vitaler Körper eigentlich an?*

*Für das Basis-Programm in diesem Buch benötigst du so viel Spürsinn, dass du Energiemangel-Symptome von einem gesunden Körpergefühl unterscheiden kannst. Deshalb führe ich dich nun als Erstes in die Praxis der* ***Körperwahrnehmung*** *ein. In diesem Abschnitt stelle ich dir eine ganz leichte Übung vor, mit der du die Fähigkeit, deinen Körper wirklich zu fühlen, schulen kannst. Wie bei jedem anderen Training auch, hängt der Erfolg von einer regelmäßigen Praxis ab!*

### *Übung 1 – Mit dem Körper verbinden*

Gerade jetzt, am Beginn deiner Praxis zur Stärkung der Selbstheilungskräfte, versuche die folgende Übung zur Körperwahrnehmung täglich einzuplanen. Je sensibilisierter dein Gespür für deinen Körper ist, desto leichter fällt es dir, Veränderungen deines Befindens im Alltag zu bemerken, anzeigende Symptome zu erkennen und dem Geschehen in deinem Körper achtsam zu begegnen! Am besten gelingt dir das, wenn du selbst **entspannt** bist. Deshalb nimm dir mindestens 10 Minuten Zeit und ziehe dich für diese Übung in einen Raum zurück, in dem du ungestört sein kannst. Um dich symbolisch aus dem hektischen Alltag auszuklinken, schalte dein Handy aus wie auch alle anderen elektrischen Geräte, die sich etwaig in dem Raum befinden. Lege dich auf ein Sofa, das Bett oder auf deine Übungsmatte und mache es dir gemütlich. Gern kannst du dich zudecken und die Augen schließen. Spüre zunächst, wie deine Atmung und dein Herzschlag allmählich zur Ruhe kommen.

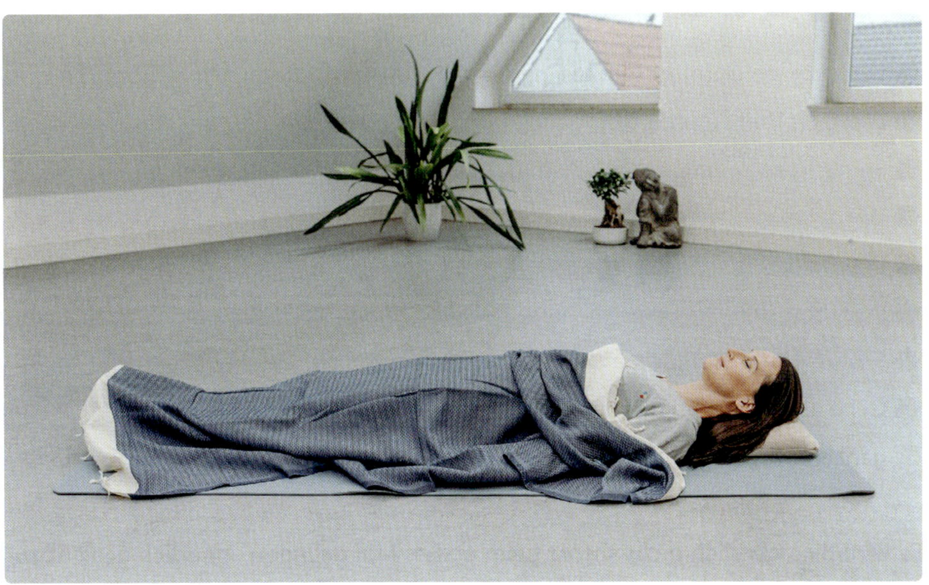

### Phase 1

- Über die Atmung findest du einen möglichen Weg nach innen und zu dir selbst. Konzentriere dich deshalb eine Weile nur auf den Rhythmus der Atmung: atme ein, atme aus. Mit jedem Atemzug entspannst du dich ein bisschen mehr.
- Lasse dir ausreichend Zeit.
- Wenn du deinen Rhythmus gefunden hast, vertiefe die Ein- und Ausatmung.
- Wo kannst du die Atembewegung besonders intensiv wahrnehmen: im Brustbereich? Seitlich bei den Rippen? Oder tief im Bauchraum?
- Bleibe stiller Beobachter, ohne etwas zu werten.

ungestört sein kannst. Plane für jede Übung 3 bis 5 Minuten ein oder übe jeweils so lange, wie es dir nach deinem intuitiven Empfinden guttut. Ausnahmen bilden nur solche Übungen, zu denen Extrahinweise zur Übungsdauer angegeben sind. Ganz wichtig: Löse dich aus jeder Übung stets langsam und achtsam.

### *Der richtige Zeitpunkt*

Übe einfach, wenn du Zeit dafür hast, denn das Basis-Programm soll kein zusätzlicher Stressfaktor sein. Solltest du dich jedoch schon über einen längeren Zeitraum müde und erschöpft fühlen, hat das Basis-Programm für dich einen größeren Effekt, wenn du zu ganz bestimmten Zeitpunkten übst. Erinnerst du dich daran, dass die Nieren für die Produktion von Lebensenergie zuständig sind? Die Nieren haben, wie jedes Organ, Hochphasen und Ruhephasen. In der Hochphase zwischen 17.00 und 19.00 Uhr sind die Nieren besonders aktiv und leistungsfähig. Diese zwei Stunden eignen sich also gut, um die Nierenenergie generell wieder aufzufüllen. Für den Fall, dass du prinzipiell sehr früh aufstehst: In der Nieren-Ruhephase zwischen 5.00 und 7.00 Uhr solltest du am besten nicht üben.

#### Allgemein gilt

- Wenn du dich immer müde fühlst, übe möglichst zwischen 15.00 und 19.00 Uhr.
- Wenn es dir schwerfällt, nach dem Schlafen oder nach Ruhephasen wieder aktiv zu werden, ist die beste Übungszeit für dich der Mittag.

- Wenn du kurze energiegeladene Phasen hast und danach die große Erschöpfung einsetzt, kannst du damit experimentieren, nachts zu üben.

### *Häufigkeit und Übungsdauer*

Für das gesamte Basis-Programm solltest du dir mindestens 30 Minuten Zeit nehmen. Wenn dein Energiemangel akut ist und du erst seit kurzer Zeit Symptome spürst, durchlauf das Basis-Programm 2 bis 3 Mal wöchentlich über die nächsten 14 Tage. Danach kannst du prophylaktisch weiterüben und intuitiv vorgehen, um dein Energieniveau zu halten. Ich zum Beispiel nehme mir jeden Sonntag Zeit für das gesamte Basis-Programm, um meine Akkus für den Wochenstart aufzufüllen. Sofern du an einer chronischen Erkrankung leidest, empfehle ich dir, das Basis-Programm in deine Lebensstruktur fest zu integrieren (2 Mal pro Woche). Damit hast du die Möglichkeit, deinen IST-Zustand zu verbessern, deine Selbstständigkeit lange zu wahren und dir durch die Nierenkraft mehr Lebensqualität zu schaffen.
Solltest du bereits ausgeprägte Energiemangel-Erscheinungen beobachten, die dich schon einen langen Zeitraum begleiten, spürst du vielleicht auch multiple Begleitsymptome, weil die Selbstheilungskräfte schon nicht mehr greifen können. In diesem Fall empfehle ich dir, die Basis-Übungen konsequent über 6 Wochen 2 bis 3 Mal wöchentlich zu praktizieren und die Beschwerden dann neu zu bewerten. Sind sie noch in ähnlicher Stärke vorhanden, solltest du den Übungszeitraum intuitiv verlängern, bis du spürst, dass die Beschwerden abnehmen. Aus meiner

Praxiserfahrung gebe ich dir einen Orientierungswert an die Hand: Der Körper braucht circa 10 Prozent der Zeitspanne, in der chronische Beschwerden entstanden sind, um sie zu lindern oder gar zu heilen.

### *Übungs-Intensität*

Das richtige Maß für die Intensität der Übungen findest du ganz leicht selbst für dich heraus: Die Übungen sollten angenehm sein, leicht auszuführen sein und höchstens einen kleinen Wohlfühlschmerz auslösen. Wenn du nach einer Übung jedoch Schmerzen, starken Muskelkater oder Unwohlsein spürst, ist das ein sicherer Hinweis darauf, dass die Übungs-Intensität oder auch die Wiederholungszahl der Übung nicht zu deinen aktuellen Körperbedürfnissen passt. Reduziere die Intensität bei der nächsten Übungseinheit und gehe sanfter mit dir um.

**Mein Tipp!** Wenn eine Übung herausfordernd ist, hilft es, die Atmung zu vertiefen oder sie bewusst in die Anstrengung hineinzulenken. Lege dir Hilfsmittel zurecht, mit Hilfe derer du dich während der Übungen unterstützen kannst. Ein Kissen kann im Liegen die Halswirbelsäule entlasten oder im Sitzen der Wirbelsäule helfen, sich aufzurichten. (Siehe Seite 32)

### *Mögliche Nebenreaktionen und Kontraindikationen*

Nach einer intensiven Übungssequenz muss der Körper die Wirk-Impulse verarbeiten und sich für den Alltag neu ausrichten. In den Zellen beginnen verschiedene Reparaturmechanismen zu greifen und die Einheit von Körper, Geist und Seele harmonisiert sich allmählich. In dieser Phase können Reaktionen auftreten, die irrtümlich als Verschlimmerung der Beschwerden gedeutet werden könnten.

#### Beispiele für Nebenreaktionen

- Müdigkeit
- Kopfschmerzen
- Muskelkater
- Häufiges Wasserlassen
- Veränderungen beim Stuhlgang und/oder unangenehme Geruchabsonderung

Die meisten Nebenwirkungen sind Ausdruck für die Schwerstarbeit, die der Körper gerade leisten muss. „Erstverschlimmerungen" nach den Übungen zeigen, dass wirklich etwas in deinem Körper reagiert! Zellen befreien sich von Müll und Schlackenstoffen, das ganze Fließsystem ist aktiviert und die Organe atmen auf. Bei so viel Mehrarbeit darf sich der Körper für ein oder zwei Tage müde und schlapp anfühlen. Wenn du nach dem Üben eines oder mehrere der genannten Symptome spürst, weißt du, dass der Körper noch Zeit und Ruhe für die Wartung braucht. Gönne dir eine entspannte Auszeit und lasse deinen Körper seine Arbeit vollenden.

Achtung: Bei akuten Erkrankungen, beispielsweise mit Fieber, bei offenen Wunden und stimulierten Traumata sowie bei starken Herz-Kreislauf-Problemen setze das Basis-Programm aus. Bei Schwangerschaft oder Unsicherheit solltest du medizinisch abklären lassen, ob du das Übungsprogramm anwenden darfst.

### *Hilfsmittel*

Damit du dich während der Übungen entspannen und auf das reine Sein konzentrieren kannst, unterstützen dich verschiedene Hilfsmittel dabei, Körperteile zu dehnen oder zu unterlagern.

*Die Matte* – Eine rutschfeste Unterlage ist zum Üben unerlässlich, damit dein Körper einen stabilen Stand hat und Verletzungen vermieden werden. Wegen des Kontaktes zur Haut und zum Gesicht empfehle ich eine Matte aus umweltfreundlichem Material, zum Beispiel Naturkautschuk. Matten gibt es in verschiedenen Breiten und Polsterungen. Eine Yogamatte ist meist rutschfest und für die Übungen in diesem Buch gut geeignet.

*Das Kissen* – Für unsere Übungsfolgen empfehle ich ein rundes Kissen. Es gibt Yogakissen, die sich in Höhe und Breite unterscheiden, je nach Körpermaßen und individuellen Bedürfnissen. Schwerpunktmäßig dient es als Unterlagerung für Kopf bzw. Knie oder um darauf zu sitzen. Beim Sitzen sollte das Kissen die Aufrichtung der Wirbelsäule unterstützen. Setze dich aus diesem Grund mehr auf den Rand des Kissens, sodass dein Becken leicht nach vorne kippt.

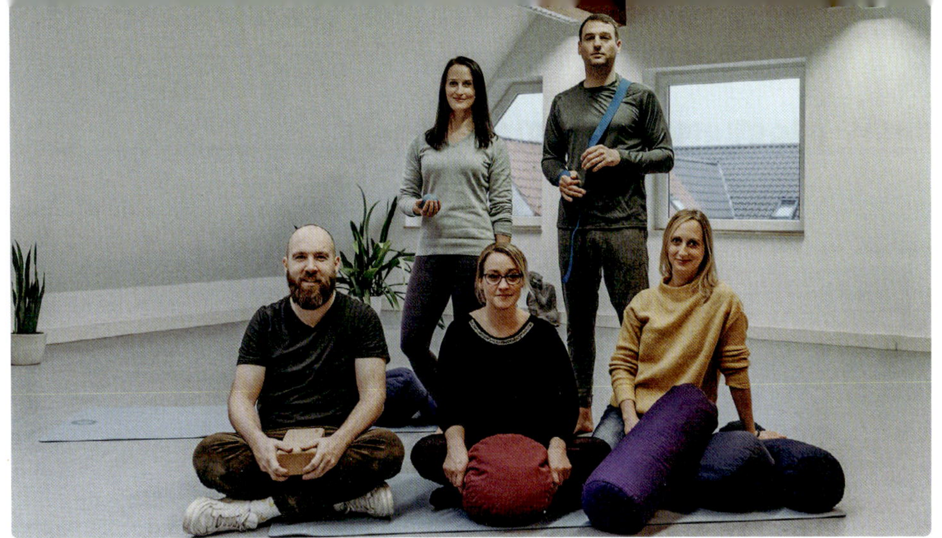

*Das Bolster* – Eine Polsterrolle ermöglicht vor allem eine stabile, entlastende Lagerung des Körpers und unterstützt tiefere Dehnpositionen. Bolster sind meist mit Kapok (Pflanzendaunen) oder Dinkelspelz gefüllt. Eine Größe von circa 65 x 23 Zentimetern ist für die hier vorgestellten Übungen empfehlenswert.

*Der Klotz* – Auch der härtere Klotz (Kork oder Holz) bietet in bestimmten Haltungen eine gewünschte Entlastung und/oder die nötige Stabilität. Er fördert auch die aufgerichtete Sitzhaltung.

*Duo-Faszienbälle im Säckchen* – Zum Üben eignen sich zwei Faszienbälle (im Netz) mit einem Durchmesser von 6,5 Zentimetern besonders gut. Sie haben den Vorteil, dass man sie sowohl zur Mobilisation der Wirbelsäule verwenden kann als auch zur Unterstützung einzelner Organe. Ich rate bei der Auswahl zu Naturmaterialien.

*Der Gurt* – Der Gurt sollte eine Länge von mindestens 2,5 Metern haben und zu einer Schlaufe zu binden sein. Du kannst ihn nutzen, um Muskeln effektiver zu dehnen oder Positionen länger zu halten. Ich habe gute Erfahrungen mit Yoga- oder Traktionsgurten gemacht; sie geben wenig nach und haben ein gutes Preis-Leistungs-Verhältnis.

### Übungen 3 + 4 – Energie vermehren und verteilen

Damit der Körper vital und gesund sein kann, muss der Energiehaushalt stimmen! Ist zu wenig Energie vorhanden, fehlt dem Körper die Möglichkeit zur vollständigen Regeneration. Dringend notwendige „Reparaturen" bleiben unerledigt, ähnlich wie in einer Autowerkstatt, die zu wenig Mechaniker beschäftigt und zu viele Aufträge annimmt. Erst wenn neue Arbeitskräfte eingestellt werden und so genügend Kapazität vorhanden ist, können alle Aufträge ausgeführt werden.

### Energie vermehren

Mit dieser Übung bündelst du Energien im Körper und führst sie kraftvoll zusammen. Du schaffst damit mehr Abgrenzung von deiner Umgebung und fokussierst dich auf dich selbst. Stress kann abgebaut werden und es entstehen mehr Freiräume in dir, die du mit frischer, neuer Energie füllst. Den eigenen Bedürfnissen Raum zu schenken, stärkt die Resilienzkraft und lässt das Herz – den Motor des Lebens – leicht und frei werden.

- Nimm eine bequeme Sitzhaltung ein, in der deine Wirbelsäule aufgerichtet sein kann.
- Falte die Hände vor deinem Herzen und schließe die Augen.
- Konzentriere dich auf den Rhythmus der Atmung.

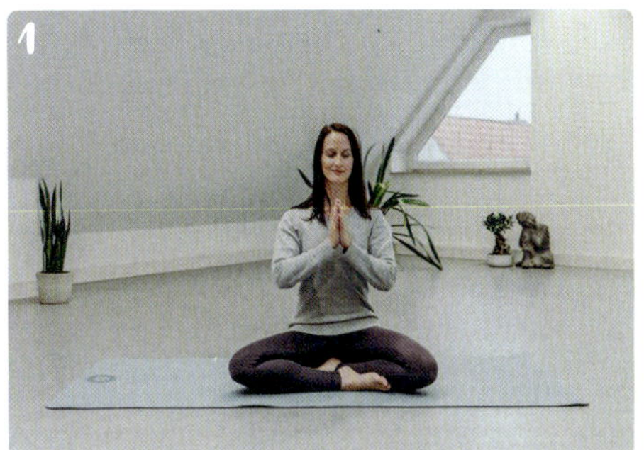


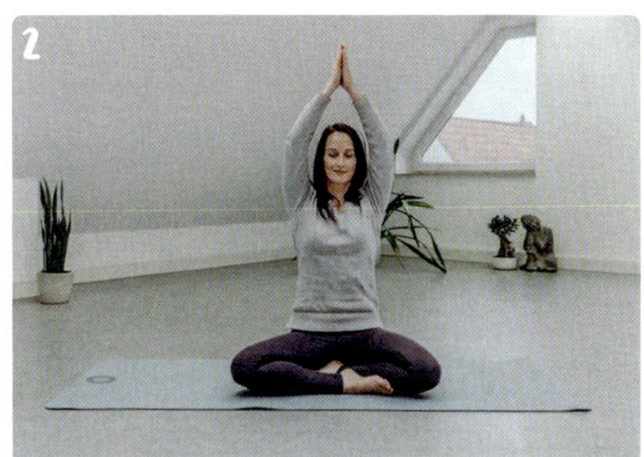


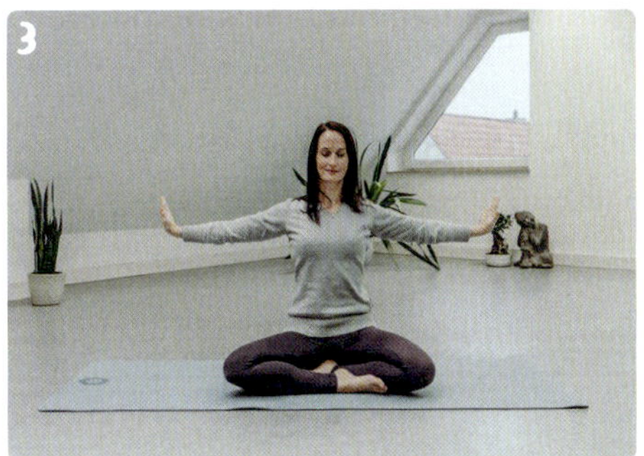


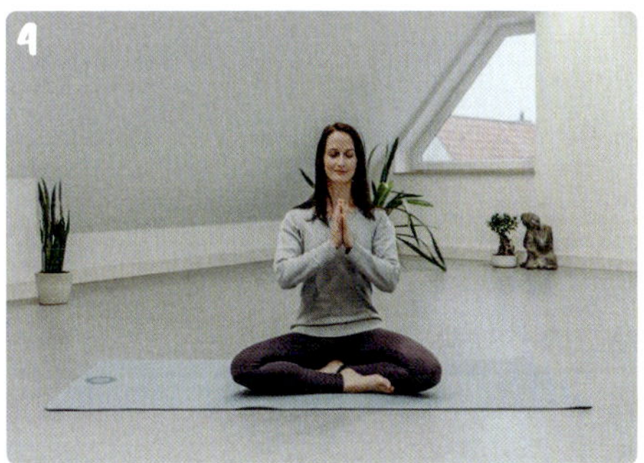


- Mit der nächsten Einatmung führe die Hände gefaltet nach oben in Richtung Himmel.
- Mit der nächsten Ausatmung führe sie zurück vor das Herz.
- Mit der nächsten Einatmung breite die Arme weit zu den Seiten aus.
- Mit der Ausatmung falte die Hände wieder vor dem Herzen.
- Wiederhole die gesamte Abfolge für mindestens 3 Minuten. Stelle dir einatmend vor, du sammelst Energie, und ausatmend, du führst die gesammelte Energie zu deinem Herzen.

## *Energie verteilen*

Über die Atmung findet ein steter Energieaustausch mit der Außenwelt statt, daher ist die Lunge dafür zuständig, Energien zu regulieren. Gerät der Energiehaushalt aus der Balance, liegt die Ursache häufiger in Blockierungen im Brustkorb. Die Lunge und das Herz können sich dann nicht mehr ausreichend entfalten und auch die Thymusdrüse, die im Kindesalter die Lymphozyten immunologisch prägt und lebenslang bei der Abwehr von Krankheiten hilft, erfährt durch einen unbeweglichen Brustkorb Druck. Daher geht es bei dieser Übung um einen beweglichen Brustkorb. Vertiefte Atemzüge verstärken den Energieaustausch und das Zwerchfell hilft mit, die frisch aufgenommene Energie im Körper zu verteilen. Das zusätzliche Beklopfen der Thymusdrüse und des Zwerchfells löst lokale Spannungen und aktiviert dein Immunsystem. Wertvoller Nebeneffekt: Die Übung kann dabei helfen, immer wiederkehrende Infekte zu stoppen und den Brustkorb aus der gebeugten Alltagsstarre zu lösen! Deine Atmung fließt wieder frei und ist bis in den Bauchraum wahrzunehmen.

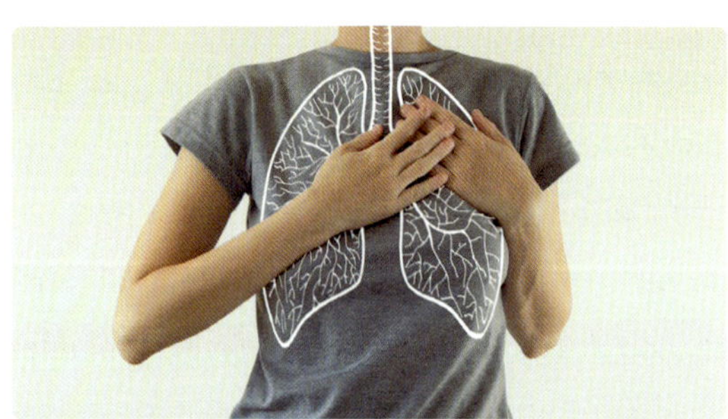

*Organe im Brustkorb versorgen den Körper mit Abwehrenergie.*

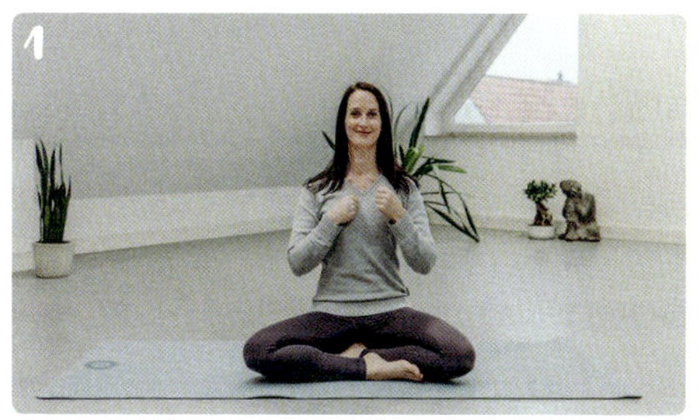
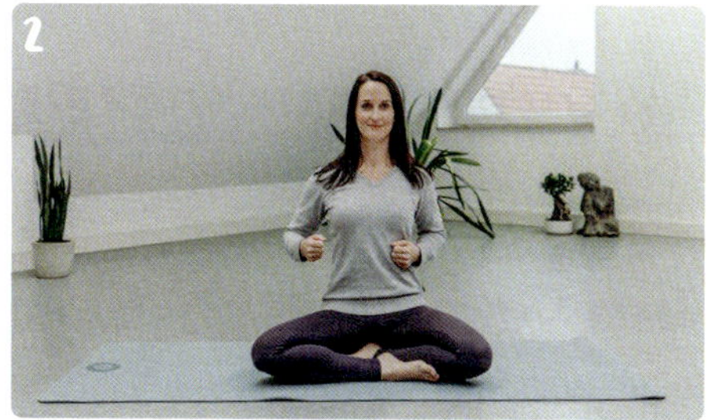
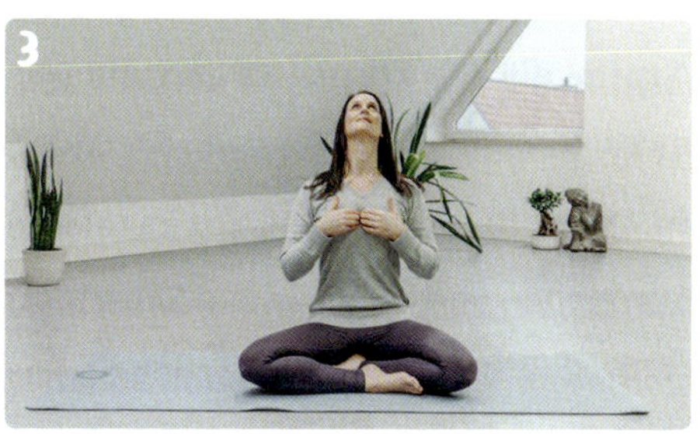
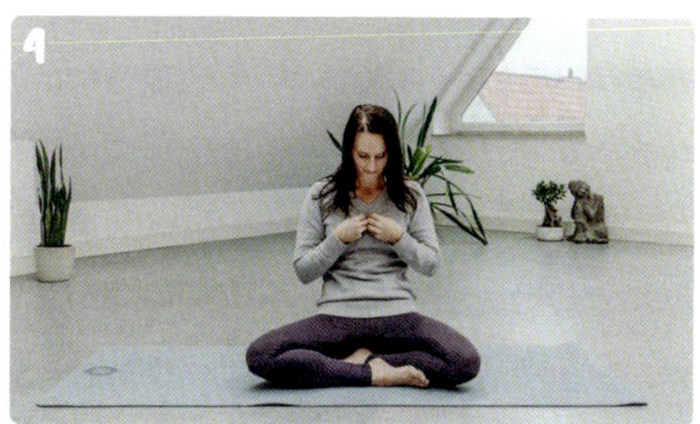

- Du sitzt aufrecht und bequem und beginnst mit leicht gefausteten Händen die Mitte des Brustbeins abzuklopfen (Thymusdrüse). Das Klopfen ist ein eher sanfter Impuls. Während du klopfst, tönst du ein leises „A“. Auf diese Weise kannst du das ganze Brustbein mehrere Male abklopfen.
- Lege die gefausteten Hände in die Grube, in der sich die beiden Rippenbögen vorne treffen. Von hier beginnend, klopfe die Rippenbögen (Zwerchfell) locker ab, von innen nach außen und zurück. Töne dabei den Laut „Ts“, um die Lungenzellen vibrierend zu stimulieren. Wiederhole das Ausklopfen einige Male.
- Lege nun die Fingerkuppen beider Hände auf die Brustbeinspitze. Mit der Einatmung bewege das Brustbein in Richtung Himmel nach oben. Dein Blick folgt der Bewegung. Die Schultern ziehen leicht nach hinten. Alles streckt sich.
- Mit der Ausatmung ziehe das Brustbein ein. Die Brustwirbelsäule wird rund, die Schultern rollen nach vorn und das Kinn zieht in Richtung Brustbein. Alles beugt sich.

Diese Bewegungsabfolge kannst du nach Belieben wiederholen!

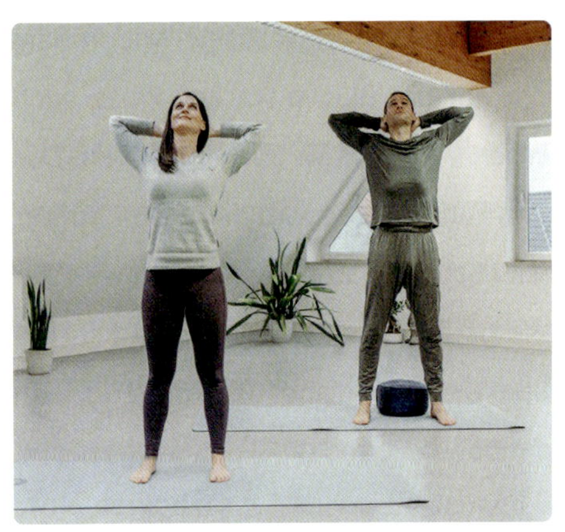

Richte dich mit dem nächsten Einatmen langsam, Wirbel für Wirbel, ins Stehen auf und falte die Hände hinter dem Kopf. Die Ellenbogen entfernen sich voneinander und der Kopf lehnt sich entspannt in einer leichten Streckung in die Hände. Die Brust hebt sich vor und zum Himmel.

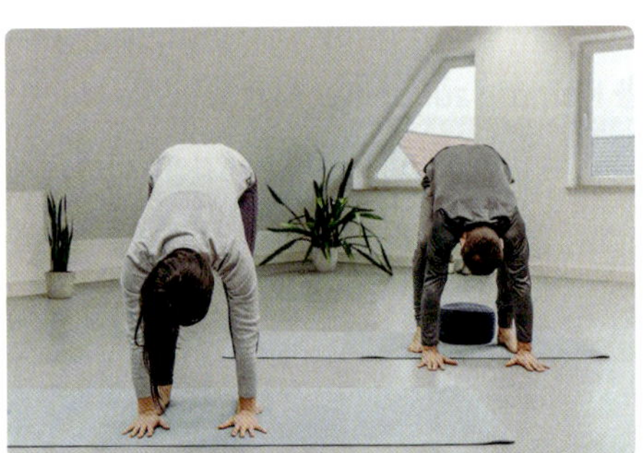

Komme mit der Ausatmung zurück in die Vorwärtsbeuge und lege die Handflächen auf die Matte.

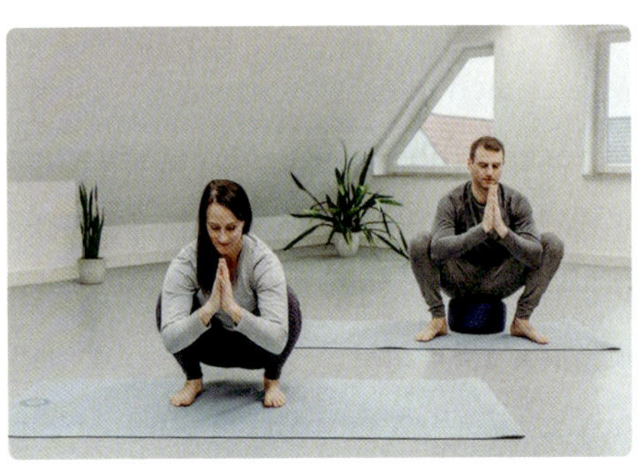

Mit der nächsten Einatmung kommst du wieder in die Hocke mit gefalteten Händen vor dem Herzen. Schließe die Augen und verweile für ein paar Atemzüge in dieser Position.

### *Übung 6 – Innere Lebensgeister wecken*

Wie ein Baum im Winter ziehst du dich nun zu deiner inneren Mitte zurück, besser gesagt zur Quelle deiner Kraft! Diese Quelle wird vor allem von „energiereichen" Gefühlen wie Urvertrauen, Dankbarkeit und Geborgenheit gespeist und steht dir jederzeit zur Verfügung. Du schöpfst aus ihr, und wie der Baum im nächsten Frühjahr zu neuer Vitalität erwacht, werden auch deine Lebensgeister wach. Zur Stärkung der Selbstheilungskräfte aktivierst du einen der effektivsten Akupressur-Punkte. Du findest ihn jeweils an beiden Füßen auf der Fußsohle.

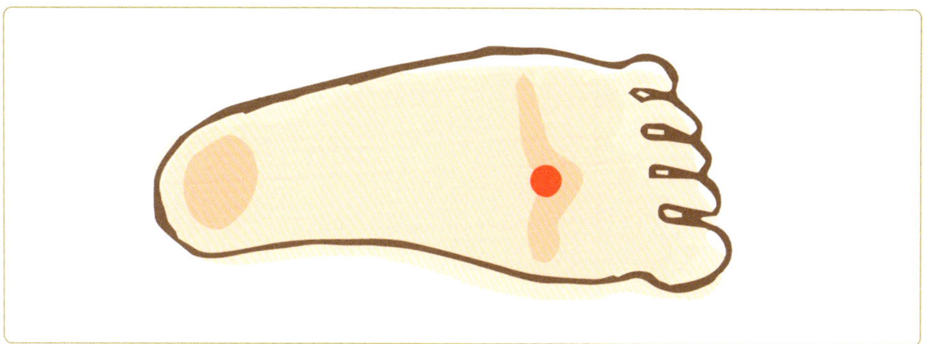

*Akupressur-Punkt „Niere 1"*

Streiche mit dem Daumen zwischen der zweiten und dritten Zehe bis über den Ballen und lande dann in der weichen Kuhle. Dort liegt der Punkt „Niere 1", der auch „sprudelnde Quelle" genannt wird. Alle Lebensgeister in dir werden wach und aufmerksam! Nach der Übung fühlst du dich geordnet und gestärkt.

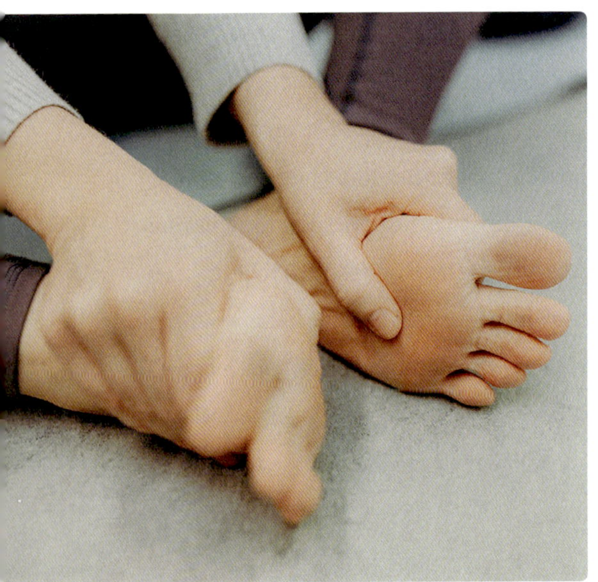

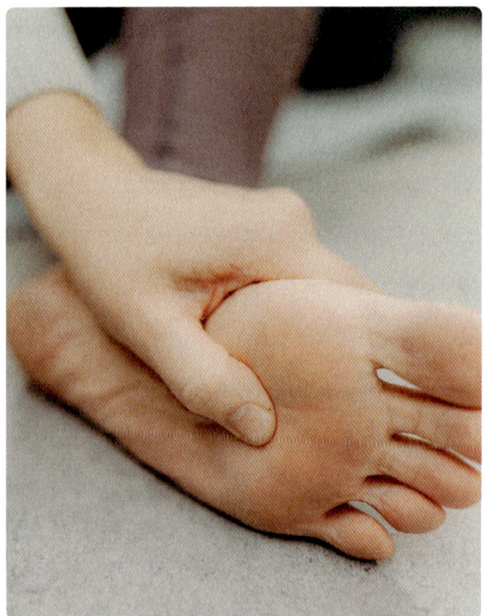

- Komme auf deiner Matte in eine sitzende Position mit gewinkelten Beinen und lege die Fußflächen mit ein paar Zentimetern Abstand zusammen. Deine Knie fallen automatisch zu den Seiten.
- Umgreife die Füße mit je einer Hand, sodass der Daumen genau auf dem Akupressur-Punkt „Niere 1" ruhen kann. Die restlichen Finger liegen auf den Fußrücken. Gib einen leichten Druck in den Punkt. Mit den Ellenbogen dehnst du die Beine sanft auseinander.
- Lasse den ganzen Körper schwer werden und sinke in die Beugung. Der Kopf hängt, die ganze Wirbelsäule ist gekrümmt, die Augen sind geschlossen. Verweile so lange in der Position, wie es sich gut anfühlt.

### *Übung 7 – Heilimpulse integrieren*

Wenn du deinem Körper durch die Übungen heilende Impulse schenkst, muss er auch Zeit bekommen, diese in sich aufzunehmen und zu integrieren. Durch eine kurze Ruhephase soll sich das ganze Körper-Geist-Seele-System wie bei einem „Reset“ neutralisieren und mit neuen Kräften durchstarten können. Das „Chin-Mudra“ passt perfekt dazu, weil es dir hilft, dich zu zentrieren und dich neu auszurichten. Die Neutralisierung gelingt am besten mit einem guten Kontakt zur Erde. Schaffe deshalb auf deiner Matte Platz und lege alle Hilfsmittel zur Seite. Halte eine warme Decke bereit.

Für diese letzte Übung deines Basis-Programms nimm dir so viel Zeit, wie du möchtest. Es ist nicht schlimm, wenn du einschläfst. Manchmal braucht der Körper noch ein bisschen mehr Zeit, weil er noch nicht bereit ist, zurückzukehren in den Alltag.

***Hinweis:*** Wenn du in deiner späteren Praxis noch Übungen aus dem Teil-II des Buches an das Basis-Programm anschließen möchtest, setze die Übung „Heilimpulse integrieren“ ganz an das Ende des Übungs-Ablaufes.

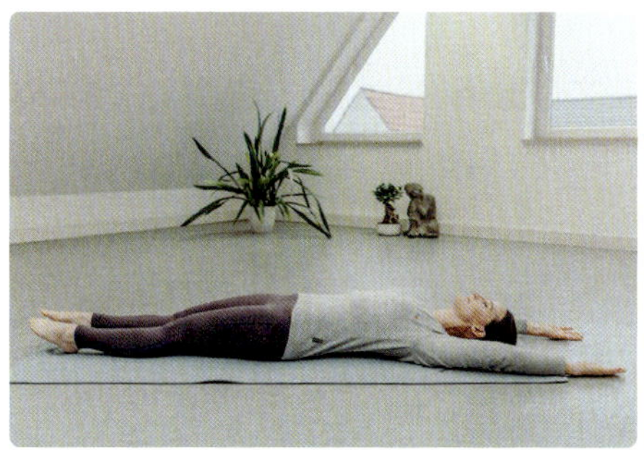

- Lege dich ohne Hilfsmittel auf den Rücken und schließe die Augen. Nun streckst du mit der nächsten tiefen Einatmung die Arme weit über den Kopf aus. Die Füße werden lang. Bleibe für 3 Atemzüge so ausgestreckt.

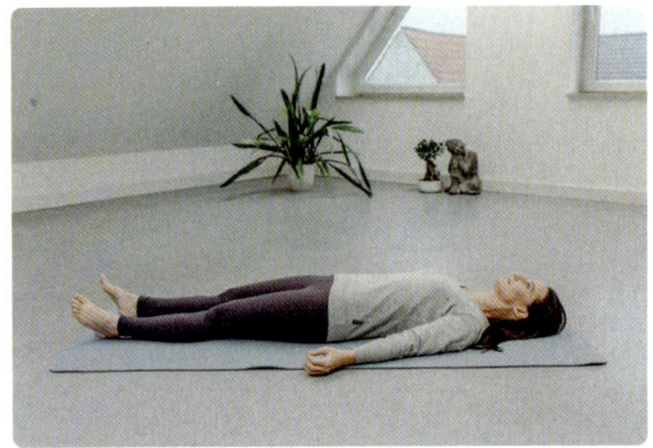

- Mit der nächsten Ausatmung führst du die Arme zurück neben die Hüften.

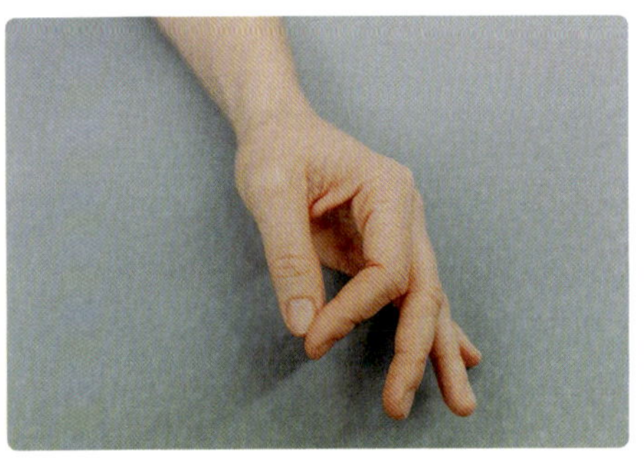

- Lege Daumen und Zeigefinder jeder Hand aneinander, die restlichen Finger sind gestreckt („Chin-Mudra“).
- Bleib liegen, bis du den Impuls und die Kraft verspürst, dich zu rekeln und in den Alltag zurückzukommen.

**AHA!** Mudras sind Fingerübungen (auch: symbolische Handstellungen) aus verschiedenen fernöstlichen Philosophien. Sie helfen u. a., den Energiefluss des Körpers zu lenken und so das Bewusstsein auszudehnen. Das „Chin-Mudra“ wird auch „Geste des Bewusstseins“ genannt. Es soll die nach außen strahlende, unverbrauchte Energie zurück in den Körper holen und in einem geordneten Kreislauf durch den Körper führen.

## *Bonus: Zwei ausgleichende Punkte*

Zum Abschluss des Basis-Programms möchte ich dir noch zwei ausgleichende Akupressur-Punkte ans Herz legen. Sie entfalten ihre Wirkung über den Magen- und den Leber-Meridian und schenken dir zu jeder Zeit einen extra Energieschub. Sie harmonisieren aufgewirbelte Energien, ordnen sie und regulieren das gesamte Körpergeschehen. Deshalb kannst du die zwei ausgleichenden Punkte auch nutzen, wenn du nach dem Üben Erstreaktionen mildern oder vorbeugen möchtest. Wende die Akupressur dann vor deiner Entspannung am Ende des Programms an. Für die Anwendung solltest du dir 10 Minuten Zeit nehmen.

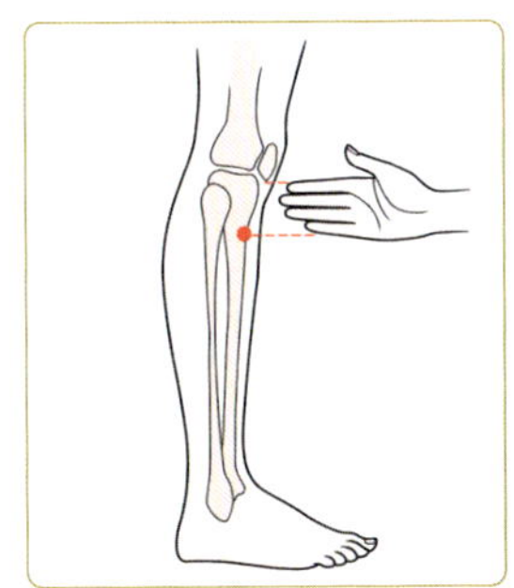

### *Die Gesundheit pflegen – „Magen 36"*

In der TCM gilt dieser Akupressur-Punkt als Punkt für die tägliche Lebenspflege. Über ihn wird das Energiesystem im Körper geöffnet und entstaut! Der körpereigene prophylaktische Schutz vor vielen Erkrankungen wird ebenso gestärkt wie die Milz und der Magen als energetischer Mittelpunkt. Die Gedanken und Emotionen fühlen sich nach der Selbstbehandlung „geordnet" an. Du findest diesen Akupressur-Punkt jeweils an den Unterschenkeln auf dem Magen-Meridian. Orientiere dich mittig an der Unterkante der Kniescheibe. Gehe von dort drei Daumenbreiten nach unten und eine Daumenbreite nach außen an die Schienbeinkannte. Halte die Punkte beidseits bis zu 3 Minuten gedrückt. Zum Abschluss kreise sanft auf den Punkten.

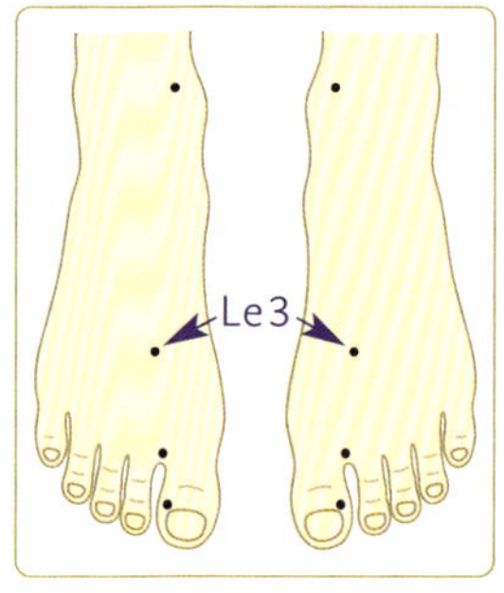


*Harmonisierung von Körper und Geist – „Leber 3"*

Der Akupressur-Punkt „Leber 3" wird auch „Valium-Punkt" genannt. Er beruhigt und harmonisiert den Körper und das mentale System und hilft Schmerzen vorzubeugen. Außerdem gibt er den Sehnen Kraft und trägt dazu bei, Stagnationen im Körper aufzuheben. Diesen Akupressur-Punkt findest du am Fußrücken beider Füße am Beginn des Leber-Meridians. Streiche zwischen der ersten und zweiten Zehe in Richtung Sprunggelenk. Da, wo die Zehenstrahlen aufhören und die Fußknochen beginnen, rutscht du fast automatisch in eine Kuhle. Drücke die Punkte auf beiden Seiten bis zu 3 Minuten. Abschließend kreise mit leichtem Druck auf den Punkten.

**Mein Tipp:** Zum Valium-Punkt passt die Einnahme von Magnesium (Haferflocken, Nüsse und grünes Gemüse) und Vitamin C (Sanddorn, Hagebutte, Beeren, Zitrusfrüchte und viele Kohlsorten). Magnesium stärkt die Knochen und löst Krämpfe in der Muskulatur. Vitamin C ist ein hervorragender Wirkstoff für die Faszien! Beide Stoffe beugen auch einem Muskelkater nach dem Üben vor! Fertige Mikronährstoffprodukte gibt es in Apotheken zu kaufen. Ich persönlich ziehe jedoch hochwertige Nahrungsquellen vor. Ein frischer Grünkohl oder Apfel bekommt meinem Körper besonders gut!

# Teil II

# Selbstheilung und Linderung individueller Beschwerden

*Ich habe das Gefühl, dass das Thema „Selbstheilung" zurzeit in Mode gekommen ist. Ratgeber werden veröffentlicht, Artikel erscheinen in Magazinen und viele medizinische Praxen und Apotheken nutzen den Begriff für Werbezwecke. Menschen werden motiviert, die Selbstheilungskräfte zu aktivieren. Dafür verantwortlich ist sicherlich die Corona-Krise und der Wunsch, sich vor diesem und anderen Krankheitserregern zu schützen.*

*Doch was steckt eigentlich hinter dem Begriff der „Selbstheilungskraft"? Für meine heilpraktische Arbeit als Physiotherapeutin und Osteopathin definiere ich sie als eine körpereigene Kraft, die mit mentaler und emotionaler Stärke zusammenarbeitet. Deren Wirkungsweise, den Organismus gesund zu halten, beruht also auf dem gezielten, harmonischen Zusammenwirken von Körper, Geist und Seele. Ich nutze das Selbstheilungssystem meiner Patient*innen für die Aktivierung von Regulations- und Regenerationsprozessen im Körper-Geist-Seele-System, damit der Körper die meisten Beschwerden selbst heilen kann.*

## *Jeder kennt Selbstheilungskräfte!*

Ganz offenbar zeigt sich die wirksame Fähigkeit des Körpers, sich selbst zu heilen, beispielsweise bei einer Schnittwunde. Die Heilung der Wunde ist ein komplexer, vom Körper selbsttätig eingeleiteter Prozess mit dem Ziel, das geschädigte Körpergewebe zu schließen und Infektionen oder Folgeschäden zu verhindern. Sofort nach der Entstehung der Wunde beginnt die Phase der Reinigung und Blutstillung. Die Blutgefäße verengen sich und Eiweißfasern verschließen die Wunde. Das Wundsekret beginnt die Wunde zu reinigen. Weiße Blutkörperchen sind schon alarmiert und erreichen die Wunde, um eingedrungene Keime zu beseitigen. Genial, wie alle Körpermechanismen zusammenarbeiten, oder? Nach einigen Tagen schrumpft die Wunde, denn durch die kollagenhaltigen Fasern werden die Wundränder zusammengezogen. Jetzt vernetzen sich die Fasern und werden von Epithelzellen bedeckt. Je nachdem, wie tief und groß die Wunde war, erinnert bald nur noch eine Narbe an das Wunder der Selbstheilung!

Selbstheilung ist also für jeden erfahrbar! Kaum zu glauben, dass trotzdem die meisten Menschen, sogar bei geringfügigen Alltagsbeschwerden, Medikamenten und Operationsverfahren mehr zutrauen als den körpereigenen Fähigkeiten. Vielleicht trägt der medizinische Fortschritt hierfür eine Mitverantwortung, weil durch ihn das Bewusstsein für die körpereigenen Heilkräfte immer mehr in den Hintergrund rückt.

Wenn du eine Weile das Basis-Programm aus dem Teil-I geübt hast, wirst du durch die wachsende Verbindung zu deinem Körper mehr Vertrauen in die eigenen Heilkräfte setzen. Das Bewusstsein für die Fähigkeiten deines Körpers und gleichwohl auch die Grenzen seiner Möglichkeiten wird bei dir geschulter sein als bei den meisten Menschen. Dies trägt dazu bei, deinen Gesundheitszustand intuitiv einschätzen zu können und besonnen auf Veränderungen zu reagieren.

### *Grenzen der Selbstbehandlung*

Bezeichne deine Selbstheilungskräfte einmal als „inneren Arzt", der täglich seine Runden durch den Körper macht und nachschaut, was repariert und behandelt werden müsste. Er überprüft auf seinem Rundgang die Organfunktionen, tauscht vielleicht ein paar rote Blutkörperchen aus und steckt womöglich noch etwas Calcium in den Oberschenkelknochen! Was sich hier so leicht anhört, ist jedoch Hochleistungsarbeit! Trotz der immensen Reparatur- und Regulationsprozesse, die der Körper vollbringt, kann er selbst mit einem starken Selbstheilungssystem ernsthaft erkranken, beispielsweise an Autoimmunschwäche, Krebs, Diabetes oder Erkrankungen des zentralen Nervensystems.
Alle Übungen in diesem Buch sind in erster Linie zur Selbstbehandlung von häufigen, alltäglichen Beschwerden – wie Verspannungen, Stress-Symptome, Vitalitätsverlust und andere leichtere gesundheitliche Probleme – gedacht. Solltest du an einer schweren Erkrankung leiden, ist eine Behandlung grundsätzlich durch eine Ärztin/einen Arzt oder Therapeut*innen zu leisten. Deshalb solltest du dich bei schweren und/oder chronischen Erkrankungen und anhaltenden Symptomen mit

mit deiner Ärztin/deinem Arzt oder deiner Behandlerin/deinem Behandler besprechen und festlegen, welche Übungen du über eine etwaige schulmedizinische Behandlung hinaus ausführen darfst und welche Intensität für dich passend ist. Die Übungen und Bewegung werden dir in jedem Fall trotzdem guttun und deine Lebensqualität verbessern.

## *Einführung in die 4 Körpersäulen*

In den nächsten Kapiteln findest du eine übersichtliche Einteilung aller Körperstrukturen in vier „Körpersäulen". Diese Zuordnung finde ich sinnvoll, denn sie erlaubt dir, gezielter nach den passenden Übungen für deine Symptom- oder Beschwerdelage zu suchen.

In der ersten Körpersäule fasse ich alle Körperflüssigkeiten und ihre Transportwege als das „Fließsystem" zusammen. Dazu zählen das Blutgefäßsystem, das lymphatische System, das Körperwasser, die Faszien und die Lebensenergie (Meridian-System). Das Fließsystem versorgt den Körper und reinigt, befeuchtet und wärmt ihn. Die zweite Körpersäule wird von dem „Muskel-Skelett-System" gebildet. Dazu zählen Muskeln, Sehnen, Knochen und Gelenke. In diesem Buch ordne ich auch das zentrale und das periphere Nervensystem aus Gründen der Überschaubarkeit der zweiten Körpersäule zu. All die benannten Einzelbausteine bilden zusammen eine stabile Stütz-Struktur, die es ermöglicht, sich dynamisch zu bewegen und aufzurichten.

Das „Organsystem“ bildet die dritte Körpersäule. Die Schilddrüse spielt eine wichtige Rolle im Hormonhaushalt. Das Herz als Impulsgeber und die Lunge als Sauerstofflieferant sorgen gemeinsam für Stabilität im Herz-Kreislauf-System. Alle Bauchorgane zusammengenommen bestimmen die meisten Stoffwechselprozesse. (***Hinweis:*** Aus Gründen der Überschaubarkeit wirst du hier keine Informationen und Übungen für die Geschlechtsorgane finden. Hierzu verweise ich dich an weiterführende Literatur, Fachinformationen im Internet oder themenbezogene Ratgeber.)
Als vierte Körpersäule benenne ich das „Craniosakral-System“. Im Vergleich zu den anderen drei Körpersäulen steckt es, wissenschaftlich gesehen, noch in den Kinderschuhen – es ist zurzeit allerdings Grundlage zahlreicher Forschungen. Man geht davon aus, dass der Schädel und das Kreuzbein über Hirn- und Rückenmarkshäute verbunden sind. Die Produktion und Ausschüttung von Hirnwasser bringt eine Besonderheit im Körperwunderwerk hervor: den „craniosakralen Rhythmus“.

**AHA!** In den folgenden vier Hauptkapiteln zu den Körpersäulen erfährst du, wie du deine Selbstheilungskräfte ganz spezifisch einsetzen und deine individuellen Beschwerden auflösen oder lindern kannst. Du kannst die jeweiligen Übungen wie folgt einsetzen:

- Als gezielte Einzelübung bei Zeitmangel (ca. 5 Minuten)
- Alle Übungen zu einer Körpersäule als Komplettprogramm (ca. 20 bis 30 Minuten)
- Als gezielte Einzelübung zum Basis-Programm (ca. 40 Minuten)
- Basis-Programm plus Komplettprogramm einer Körpersäule (ca. 1 Stunde)

Sind dir einzelne Übungen für den Anfang zu intensiv, greife auf Hilfsmittel wie Bolster, Kissen usw. zurück und/oder passe die Übungsdauer individuell an. Achte nach den einzelnen Übungen darauf, dir ein bisschen Zeit zum Nachspüren zu gönnen. So nimmst du Veränderungen in dir sofort wahr!

# Körpersäule „Fließsystem“

*Das Fließsystem des Körpers umfasst alle Körperflüssigkeiten und ihre Transportwege. Dazu zähle ich das Blut mit den Gefäßen, die Lymphe und die Lymphbahnen, das Körperwasser mit den Faszien und gleichwohl die feinstoffliche Lebensenergie und ihre Meridiane. Das Fließsystem ist für die Gesundheit von großer Bedeutung. Es versorgt den Menschen mit allen Baustoffen, die er zum Leben braucht, und befreit den Körper von Schadstoffen.*

### *Transportwege zur Ver- und Entsorgung*

Wie alles in der Natur braucht der menschliche Körper ein Ver- und Entsorgungssystem, in dem Flüssigkeiten aller Art transportiert werden können. So ein Fließsystem wird durch bindegewebige Faszien, Energiebahnen, Venen und Arterien bereitgestellt. Die zu transportierenden Flüssigkeiten sind das venöse und arterielle Blut, die Lymphe, das Körperwasser und die Energie. Durch die Flüssigkeiten wird jede Zelle des Körpers mit wichtigen Nährstoffen und Sauerstoff gespeist. Zusammengefasst kann man sagen, das Fließsystem nährt und reinigt den Körper vom Kopf bis zu den Füßen. Die Grundvoraussetzung für ein funktionierendes Fließsystem ist Bewegung. Der Mensch sollte daher ein möglichst großes Pensum seiner Bewegungsmöglichkeiten nutzen.

Du kannst dir ein gesundes Körper-Fließsystem wie einen klaren Fluss vorstellen, der von Tausenden sauberen Nebenflüssen gespeist und genährt wird. Ein ordentlicher Regenguss, oder auf den Körper bezogen ein Glas Wasser, regt die Fließkraft an und beschleunigt den Transport von Wasser und Nährstoffen. Das Leben im und rund um den Fluss beginnt zu erwachen und aufzublühen. Gibt es dagegen eine längere Trockenperiode, bewegt sich der Fluss langsamer. Er verliert an Kraft und Energie. Folglich sammelt sich immer mehr Schmutz und Müll im Wasser an und die Bäume am Ufer des Flusses warten vergeblich auf frische, reichhaltige Nährstoffe. Wenn obendrein noch ein schwerer Betonklotz ins Wasser fällt und zu einem Hindernis wird, stagniert die Bewegung im Fluss. Vor dem Hindernis staut sich das Wasser und dahinter ist der Wasserstand viel niedriger.
Vergleichbar verhält es sich mit dem Körper-Fließsystem des Menschen: Fehlt die Trinkmenge oder ausreichend Bewegung, gerät die Fließkraft ins Stocken. Die Abfallstoffe des Körpers lagern sich im Gewebe ab und viele wichtige Nährstoffe und Zellbausteine gehen verloren. Wenn, wie bei dem Fluss, ein Hindernis dazukommt, beispielsweise eine Operationsnarbe oder ein einschnürender Gipsverband, stagniert die Bewegung der Körperflüssigkeiten.

### *Wenn die Fließbahnen gestaut sind!*

Frühe Warnsymptome: Für einen eher bewegungsfaulen Alltag bekommt man meistens die Quittung in Form von Blockierungen in den Faszien. Die Gesundheit der Faszie hängt nämlich in einem hohen Maße von regelmäßigen Bewegungsimpulsen und einer ausreichenden Trinkmenge ab. Beides fehlt aber häufig, wenn der Alltag eng getaktet und von Stress und fehlender Mobilität geprägt ist. Man sitzt oder steht stundenlang am Arbeitsplatz, verharrt immer in derselben Haltung im Auto und vergisst einfach das Trinken. Unter diesen Umständen verkleben die sonst elastischen Faszien und werden zu einem Hindernis im Fließsystem.

**AHA!** Fibroblasten, die kleinen Bausteine der Faszien, richten sich nach der geforderten Bewegung aus. Bewegt sich der Mensch vielseitig und regelmäßig, ist die Anordnung der Fibroblasten im Gewebe gleichmäßig Wenn Bewegung eintönig ist oder überwiegend fehlt, werden weniger Fibroblasten produziert und diese nehmen ungeordnete Wuchsrichtungen. Der „Gedanke“ des selbstheilenden Körpers ist: Wenn wenig Bewegung abgerufen wird, muss die Faszie nicht so elastisch und kraftvoll sein. Ein Problem entsteht erst, wenn unerwartet doch mehr Bewegung gefordert wird, beispielsweise beim reflexartigen Davonlaufen vor einem Hund. Den plötzlichen Impuls hält die verklebte, unelastische Faszie nicht aus und sie wird verletzt.

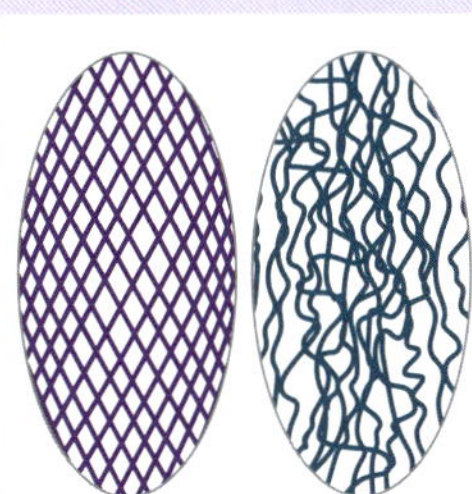

*Elastische und verklebte Faszien*

Verklebte Faszien können wie ein altes Pizzabrötchen zusammenfallen, auf Blut- und Lymphgefäße drücken oder den Blutfluss behindern. Außerdem verliert die betroffene Faszie ihre Fähigkeiten, Gewebe zu formen, Flüssigkeiten zu bewegen und im großen Fasziennetz zu kommunizieren.

Fasziale Erstsymptome: Verklebte, überlastete Faszien können ankommende Bewegungsreize weder aufnehmen noch an andere Faszien weiterleiten. Wie der stockende Fluss vor dem Beton-Hindernis verliert das betroffene Körperteil seine Energie- und Bewegungsdynamik. Ganze Bewegungsabläufe im Körper verändern sich, denn das Selbstheilungssystem versucht zunächst den Schaden zu kompensieren und die geschädigte Faszie auf Kosten anderer Körperstrukturen zu entlasten. Aus diesen Gründen spürst du meist drei erste Faszien-Warnsymptome, wenn die bindegewebigen Fasern verkleben: Einschränkungen der Bewegungsabläufe, Schmerzen in der betroffenen Struktur und/oder Verspannungsgefühle in kompensatorisch arbeitenden Körperabschnitten.
Um die Beweglichkeit von Faszien nachzuvollziehen, eignet sich folgendes Experiment: Lege eine Tischdecke über einen freien Tisch und nimm eine der vier Ecken in die Hand. Ziehe vorsichtig daran und beobachte, was geschieht. Die gesamte Tischdecke reagiert und der Zug kommt als Bewegungsreiz an den anderen Ecken an. Genauso verhält sich eine gesunde Faszie, sie kann die ankommenden Bewegungsimpulse mühelos weiterleiten. Jetzt lege ein schweres Buch in die Tischmitte („Beton-Hindernis"). Das Buch auf der Tischdecke verhält sich wie eine verklebte Stelle innerhalb einer Faszie. Was geschieht, wenn du nun an der Ecke ziehst?

Fällt dir auf, dass

- es schwerer ist, an der Tischdecke zu ziehen,
- sich die Tischdecke rund um das Buch herum kaum bewegen lässt
- und die Bewegung nicht bei den anderen Ecken ankommt?

Der Test macht deutlich, dass Verklebungen innerhalb einer Faszie zu Veränderungen in ganzen Bewegungsabläufen führen können und die Kommunikation zwischen den einzelnen Körperbausteinen verhindert wird.

Weitere Erstsymptome und mögliche Ursachen: Neben Faszien-Symptomen gibt es im Fließsystem noch weitere Körperzeichen, beispielsweise, wenn das Lymph- oder das Blutgefäßsystem betroffen ist. Dann werden Ödeme oder Krampfadern sichtbar oder Veränderungen der Gesichtsfarbe. Blockaden im Fließsystem können außerdem Schmerzen auslösen, zum Beispiel morgendlicher Anlaufschmerz oder Kopfschmerz, sich als knubbelnde, knackende und knirschende Bewegungsgeräusche bemerkbar machen oder Druckgefühl, Schwere, Steifheit und Trägheit hervorrufen.

Die meisten Ursachen für Blockierungen im Fließsystem finden sich in Lebensgewohnheiten, die dem individuellen Alltag angepasst sind. Dazu zählen mangelnde und einseitige Bewegung, ungesunde Ernährung, zu geringe Trinkmenge, ungenügend Schlaf und zu viel Stress. Weitere Gründe sind ungewollte Immobilität, etwa durch Operation, Narben oder Gipsverband.

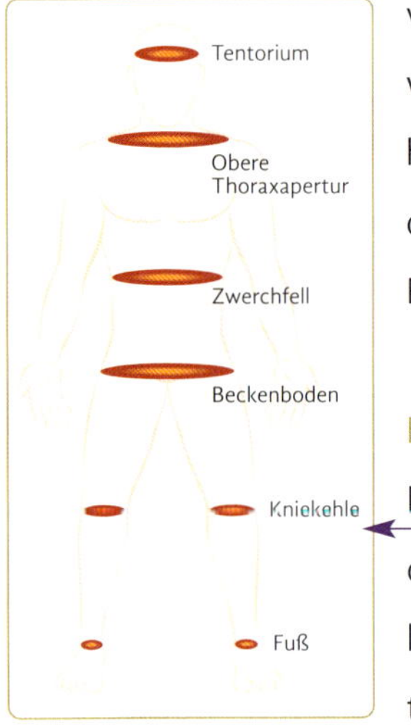


viele andere Organe. Die Leber und der Magen beispielsweise sind fest mit dem Zwerchfell verbunden. Die Aufhängung verhindert ein Abrutschen der beiden Organe in den Beckenraum. Diaphragmen spielen eine wichtige Rolle für die Hämodynamik im ganzen Körper.

## Effekte der Körperhaltung

Diaphragmen funktionieren wie Schleusen: Sie regulieren das Fließsystem und die Druckverhältnisse im Körper. Allein durch eine aufgerichtete (selbstbewusste) Körperhaltung kannst du das Fließsystem in seiner Funktion erheblich unterstützen, für stimmige Druckverhältnisse im Körper sorgen und den Synergismus zwischen Zwerchfell und Beckenboden fördern. Um die Wirkung der Aufrichtung nachzuempfinden, stell dich einmal ganz aufrecht hin. Atme tief durch und entspanne die Schultern. Spüre die positiven Effekte:

- Die Atmung fließt ganz tief in den Bauch.
- Dein Zwerchfell bewegt sich leicht auf und ab.
- Du fühlst mehr Selbstbewusstsein.
- Dein Blick geht klar und fokussiert nach vorn.
- Du hast das Gefühl, die Arme locker schwingen zu können.
- Es gibt kaum Anspannung und Druck.
- Körperflüssigkeiten können sich frei bewegen und das merkst du daran, dass du dich energiegeladen und vital fühlst.

Jetzt analysiere einmal die Wirkungen einer krummen Körperhaltung, wie du sie vielleicht durch deine berufliche Situation oder dein Verhalten im Alltag kennst, beispielsweise beim stundenlangen Sitzen vor dem Bildschirm oder beim Lümmeln auf dem Sofa. Beuge dich im Stehen oder im Sitzen weit vor und simuliere die krumme Körperhaltung. Du spürst die einschränkenden Effekte sofort:

- Die Atmung gerät ins Stocken und wird flach.
- Es gibt keine Zwerchfellbewegung.
- Es entsteht Druck im Bauchraum, im Brustkorb und vielleicht auch im Kopf.
- Deine positive Stimmung kippt.
- Du fühlst dich unsicher, weil der fokussierte Blick nach vorn fehlt.
- Du findest es eher schwierig, die Arme frei zu schwingen.

**Mein Tipp:** Der positive Effekt, der durch eine aufgerichtete Körperhaltung ausgelöst wird, lässt sich leicht in den Alltag integrieren! Unterbreche lange Sitzphasen, indem du einmal in der Stunde aufstehst, um dich zu rekeln, zu strecken und ein paar tiefe Atemzüge zu machen. Sofort verbessert sich die Hämodynamik im ganzen Körper und kleine Verspannungen lösen sich auf! Und denk dran: Mit jedem Atemzug reinigst und versorgst du deinen Körper! Also öfter mal tief durchatmen!

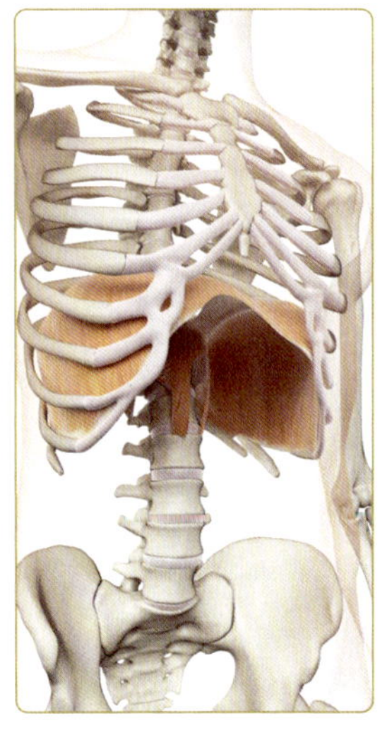

### Eine besondere Verbindung zur Wirbelsäule

Das Zwerchfell ist der wichtigste Atemmuskel für die Einatmung, denn fast 80 Prozent der eingeatmeten Luft wird durch das Zwerchfell weiterbewegt. Die Auf- und Abwärtsbewegung des Zwerchfells bei der Atmung verbessert die Funktion der Bauchorgane und stärkt die Kraft der veno-lymphatischen Bauchpumpe. Das Zwerchfell trägt also eine große Verantwortung! Es hat drei dicht an der Wirbelsäule liegende Öffnungen, die den Durchtritt von großen Gefäßen, Nerven und von der Speiseröhre erlauben.

Deshalb kann eine schlechte Körperhaltung nicht nur zu einer flachen Atmung führen, sondern das Zwerchfell kann in seiner Beweglichkeit so ungünstig eingeschränkt sein, dass die Aorta oder der große Lymphstamm bei der Passage durch die Zwerchfellöffnungen irritiert wird. Ebenso kann es zu Wirbelblockierungen oder zu vegetativen Symptomen wie Herzrasen und Sodbrennen kommen. Eine krumme Körperhaltung, eine sitzende Tätigkeit, eine flache Atmung, ein steifer Brustkorb oder Übergewicht – all das sind Eigenschaften, die die Zwerchfelldynamik negativ beeinflussen. Da das Zwerchfell eng mit Abschnitten der Wirbelsäule verbunden ist, verursacht es häufiger Beschwerden und Blockierungen der Wirbelsäule! Die Symptome sind vielseitig, denn auch die Nerven und Gefäße, die das Zwerchfell passieren müssen, sind mitbetroffen. Im Folgenden sind typische Blockierungsstellen der Wirbelsäule im Zusammenhang mit dem Zwerchfell genannt:

- In Höhe des 12. Brustwirbels findet sich die Öffnung im Zwerchfell für die Aorta und den Lymphsammelstamm. Ist der 12. Brustwirbel blockiert, kann es zu einem Rückstau von Blut im Unterkörper kommen (dazu zählen auch Krampfadern und Menstruationsbeschwerden).
- Die Speiseröhre und der Vagus-Nerv durchziehen das Zwerchfell in Höhe des 10. Brustwirbels. Bei Sodbrennen und Verdauungsbeschwerden lohnt es sich, dieses Wirbelsegment auf eine Blockierung hin zu untersuchen.
- Der 8. Brustwirbel ist die Durchtrittshöhe der Vena cava. Die große Vene ist direkt mit dem Zwerchfell verwachsen, das verhindert ein Zusammenfallen der Vene.
- In das Zwerchfell ziehen Fasern des großen Lendenmuskels. Eine verminderte Zwerchfellbewegung kann sich daher über diese Verbindung auf die Lendenwirbelsäule, die Beckenregion, den Beckenboden und sogar auf das vegetative Nervensystem auswirken.
- Das Zwerchfell wird vom Phrenicus-Nerv mit motorischen Impulsen versorgt. Der Nerv entstammt aus den mittleren Halswirbelsäulensegmenten. Über diese Verbindung kann es zu Blockierung des 3. bis 5. Halswirbels kommen.

*Hinweis:* Selbstverständlich können umgekehrt auch primäre Wirbelblockierungen die Zwerchfellfunktion einschränken. Osteopath*innen oder Manualtherapeut*-innen können die genaue Ursache der Beschwerden aufdecken! Wenn du Zweifel hast oder die folgenden Übungen nicht weiterhelfen können, nimm bitte professionelle Hilfe in Anspruch!

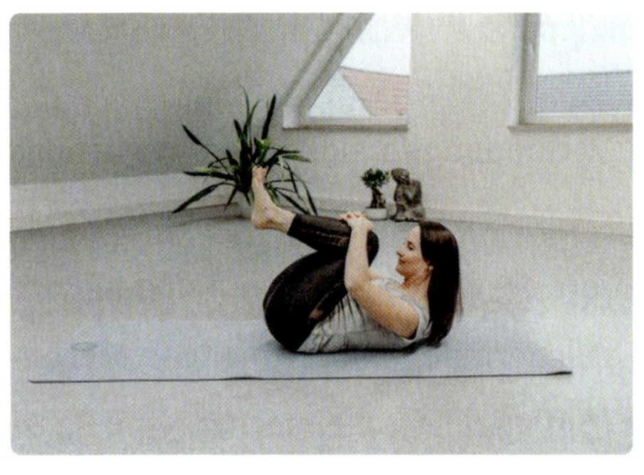

- Mit der nächsten Ausatmung ziehst du dich zu einem kleinen Paket zusammen: Umarme die angewinkelten Beine vor der Brust und führe die Stirn nah an die Knie heran.
- Mit der nächsten Einatmung entfalte dich wieder in die Streckung. Führe die Übung für 1 bis 2 Minuten in deinem Atemrhythmus weiter.

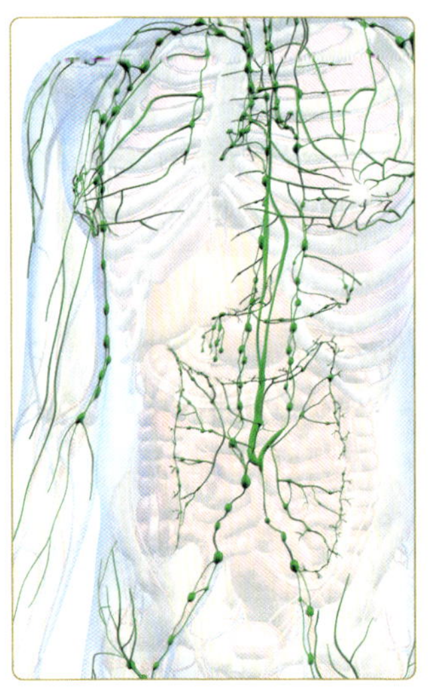

### *Übung 9 – Den Lymphfluss anregen*

Das Lymphgefäßsystem transportiert eine gelbliche Flüssigkeit, die Lymphe. Sie besteht aus allen Abfallstoffen, die das venöse System nicht aufnehmen kann. Dazu zählen Fette, Eiweißmoleküle und Zelltrümmer. Die Lymphbahnen mit den Lymphknoten zählen zum Immunsystem und erfüllen wichtige Aufgaben bei der Abwehr von Krankheiten. Der Transport der Lymphe ist von der Pumpbewegung bestimmter Muskelgruppen und der Zwerchfelltätigkeit abhängig. Mit dem ersten Übungsschritt wird die veno-lymphatische Bauchpumpe trainiert und Schwellungen in den Beinen vorgebeugt.

Schritt 1: Die Atemtechnik trainiert die Lungenkapazität und versorgt die Zellen mit Sauerstoff. Das Immunsystem wird stärker und kann immer wiederkehrende Infekte besser abwehren.

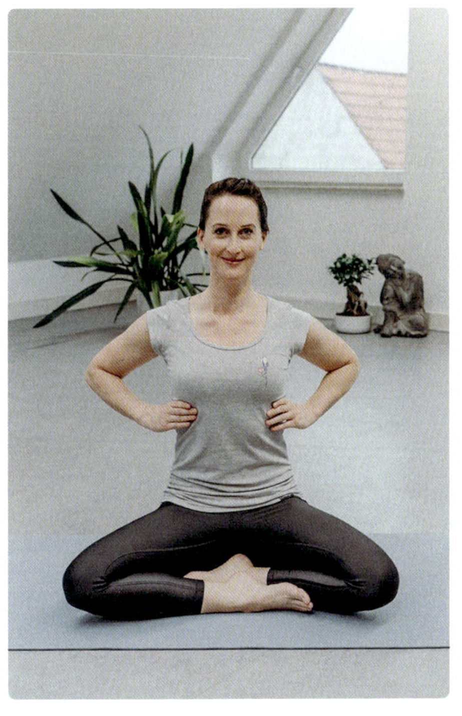

- Komme mit aufgerichtetem Rücken ins Sitzen. Lege die Hände außen an die Rippenbögen.
- Atme lange ein und spüre, wie sich die Rippenbögen dabei nach außen aufdehnen.
- Atme stoßartig (kurze Stöße) wie beim Schnäuzen aus und ziehe dabei die Rippen aktiv ein.
- Wiederhole diese Technik 10 Mal.
- Danach entspanne die Hände auf den Knien und atme für 1 Minute im normalen Rhythmus weiter.
- Wiederhole die Atemtechnik in zwei weiteren Folgen à 10 Atemzüge.

(Wenn du schon Erfahrungen mit der Atemtechnik hast, kannst du die Wiederholungen bis zu 3 x 50 steigern.)

Schritt 2: Die Bauchmuskeln werden sanft trainiert und unterstützen die lymphatische Bauchpumpe. Die Lymphe in den Beinen kommt in Bewegung und wird Richtung Herz abtransportiert. Müde, schwere und gestaute Beine werden wieder munter!

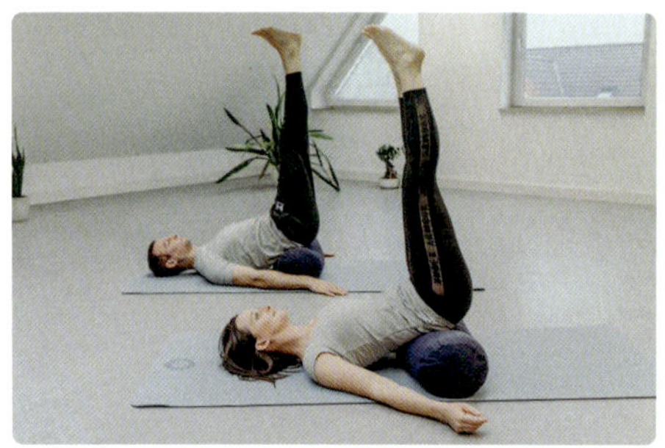

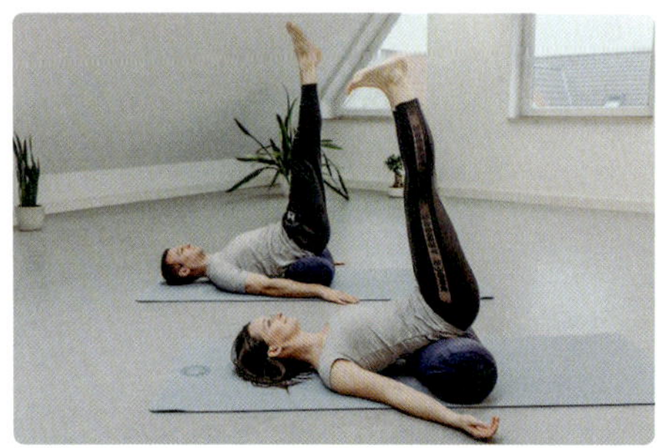

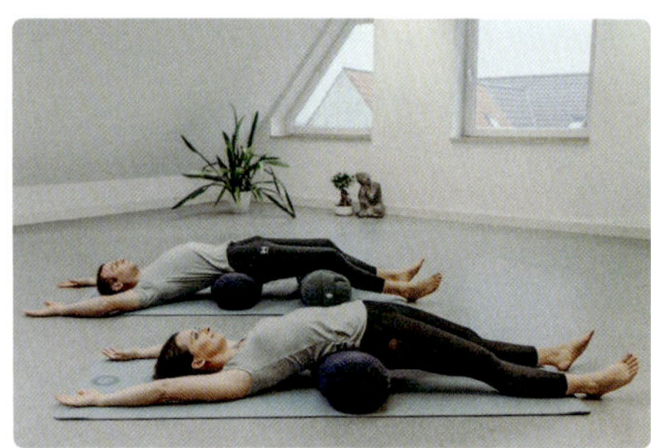

- Komme jetzt in die Rückenlage und positioniere das Bolster quer unter der Lendenwirbelsäule, sodass ein Stützgefühl entsteht.
- Strecke die Beine nacheinander zum Himmel aus. Die Arme liegen entspannt neben dem Körper.
- Bleibe so für 1 Minute und lenke den Atem tief in den Bauchraum.
- Beginne nun die Füße für 1 Minute im Wechsel zu beugen (flexen) und zu strecken. Nutze das ganze Bewegungsausmaß der Füße!
- Winkel die Beine zum Bauch an, setze die Füße auf die Matte und strecke dann die Beine nacheinander aus.
- Führe die Arme weit über den Kopf, sodass jetzt die gesamte Körpervorderseite lang ist.

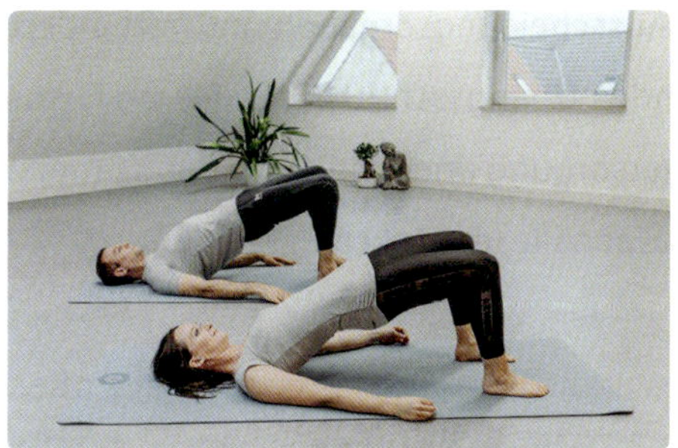

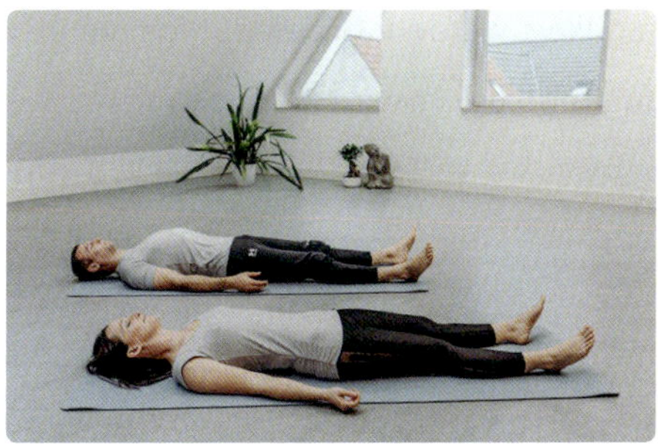

- Gib deiner Atmung Raum zum Fließen und bleibe etwa 3 Minuten in der Position.
- Löse die Position achtsam auf: Stelle die Füße auf, hebe das Becken aktiv an und ziehe das Bolster zur Seite.
- Lege das Becken auf der Matte ab und lege die Arme neben die Hüften. Lasse dir einen Moment Zeit zum Nachspüren.

### *Übung 10 – Für mehr Durchblutung sorgen*

Das Blut ist ein ganz besonderer Lebenssaft und für die Schulmedizin schon immer von großer Bedeutung gewesen. Immerhin kann man über das Blut viel über die Organgesundheit erfahren oder ermitteln, ob der Körper versucht, eine Krankheit abzuwehren. Das arterielle Blut ist mit viel Sauerstoff und Nährstoffen angereichert – lebenswichtige Baustoffe für die Zellen. Das venöse Blut transportiert

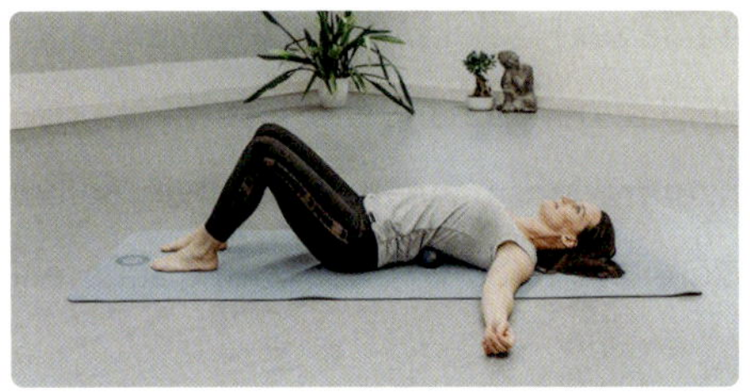

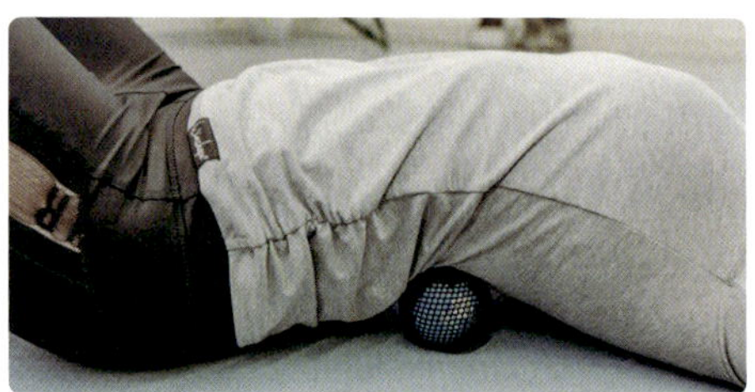

Schritt 3: Der Übergang von Brustwirbelsäule zu Lendenwirbelsäule wird mobilisiert. Dieser Wirbelsäulenabschnitt ist besonders wichtig für die Durchblutung im Unterkörper und für die Organe im Bauchraum. Schmerzen im unteren Rücken, im Becken und in den Beinen werden durch die verbesserte Durchblutung gelindert.

- Die Übung wird in der Rückenlage ausgeführt. Die Beine sind aufgestellt.
- Die Duo-Faszienbälle liegen unter dem Rücken in Höhe des Brust- und Lendenwirbelsäulen-Übergangs. (Höhe Unterkante der Rippenbögen)
- Achte darauf, dass die Bälle rechts und links neben der Wirbelsäule im weichen Muskelgewebe liegen. Lasse die Bälle an dieser Stelle ruhen und stelle dir vor, dass sie immer tiefer in das Muskelgewebe hineinsinken.
- Schicke die Atmung bis „unter“ die Bälle, so wird das Gewebe auch von innen heraus gedehnt.
- Halte die Position so lange, bis der Druck nachlässt.

**Mein Tipp:** Den Blut- und Energiefluss kannst du noch mit dem Akupressur-Punkt „Milz 6“ unterstützen. Er dynamisiert den Fluss und sorgt für eine gleichmäßige Verteilung im Körper. Komme dazu nach der 3-Schritte-Übung in einen lockeren Schneidersitz. Den Punkt findest du beidseits 4 Fingerbreiten über dem Innenknöchel am Rand des Schienbeins. Drücke sanft für 3 Minuten. Achte darauf, dass Kopf, Rücken und Schultern dabei entspannt bleiben.

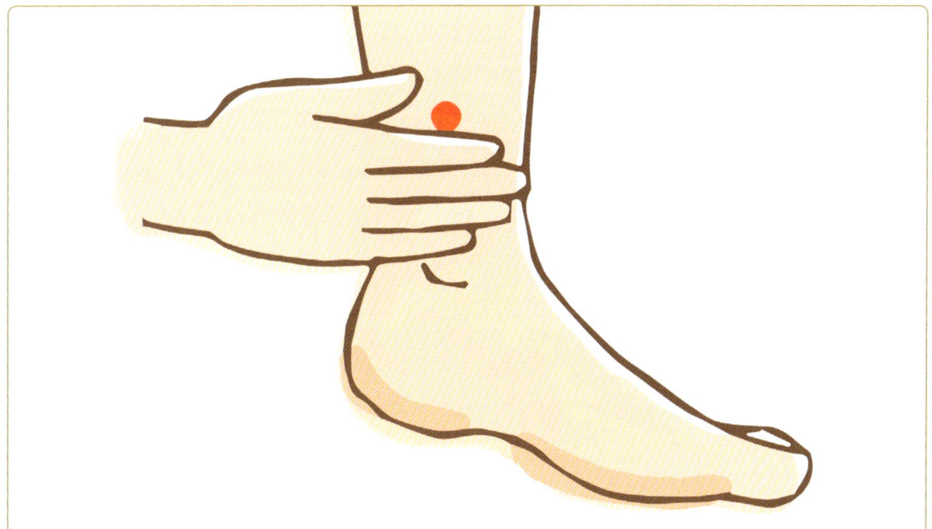

## *Übung 11 – Hilfe bei steifem, unbeweglichem Rücken*

Die meisten Patient*innen in meiner Praxis kommen wegen Rückenbeschwerden! Zu 80 Prozent findet sich die Ursache der Beschwerden in der großen Rückenfaszie.

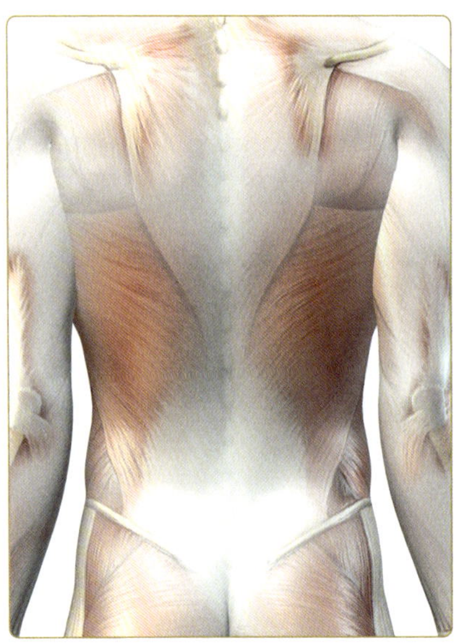

Meist wird die stabile Faszie im Bereich der unteren Lendenwirbelsäule gestaut und im besonderen Maße beansprucht. Schuld daran ist fehlender Bewegungsausgleich zu überwiegend sitzender Tätigkeit, aber auch die Schlafposition. Probiere aus, ob du schmerzfreier aufwachst, wenn du überwiegend in der Rückenlage schläfst. Es kann auch helfen, die Schlafposition mit Lagerungshilfen zu unterstützen, zum Beispiel in der Seitenlage das obere Bein mit einem dicken Kissen zu unterpolstern.

Nicht nur die Rückenfaszie, sondern auch das gesamte Rückenmark und die Bandscheiben werden bei der folgenden Übung mobilisiert! Die Wirbelsäulenmuskulatur entspannt sich, und wie selbstverständlich repositionieren sich manchmal sogar verschobene Wirbel und Blockierungen in den Rippengelenken. Die Übung hilft auch als Einzelsequenz bei der täglichen Rückenpflege und bei Verspannungsschmerzen im gesamten Rücken.

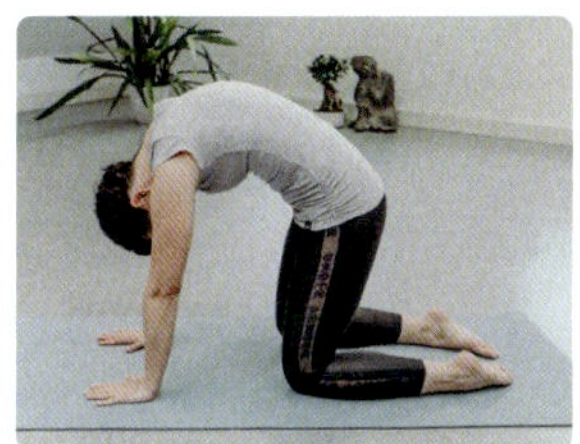
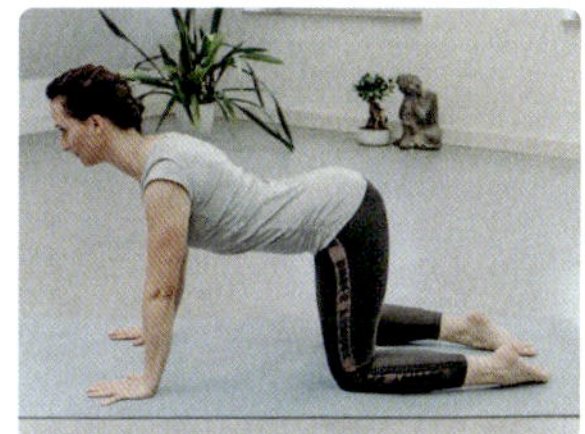
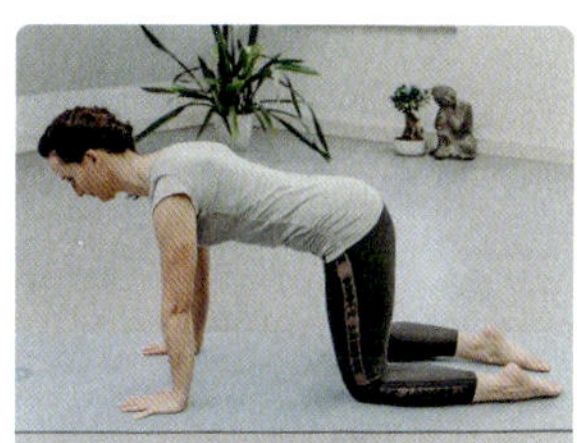
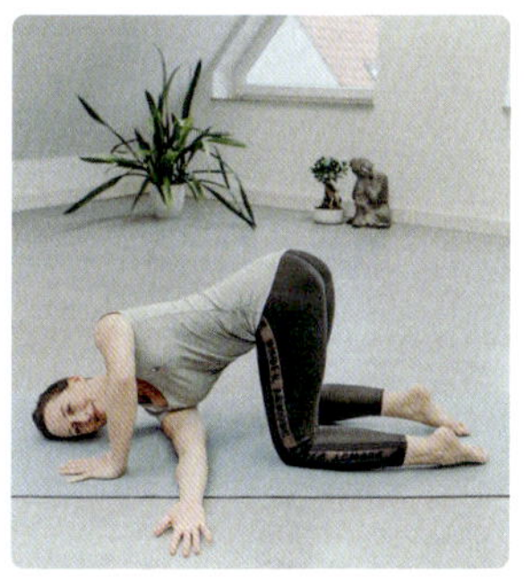
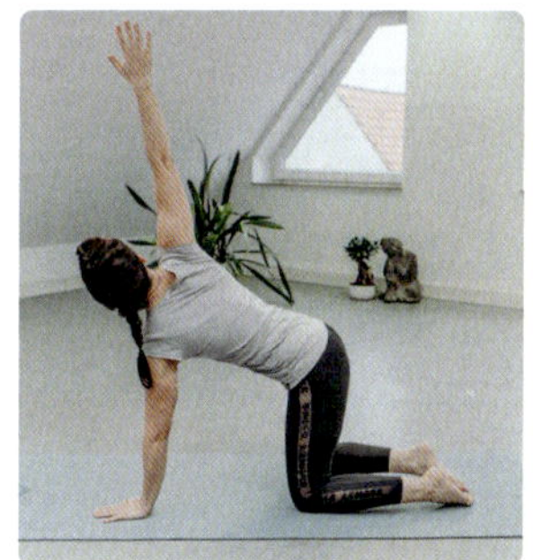
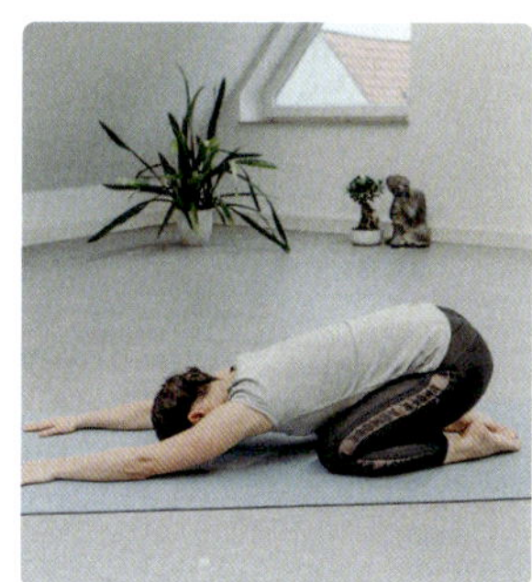

- Komme auf der Matte in den Vierfüßlerstand.
- Mit der Einatmung beuge die Wirbelsäule in einen großen Katzenbuckel. Der Kopf rollt zum Brustbein ein.
- Mit der Ausatmung bringe die Wirbelsäule in die untere Streckung wie eine Hängebrücke. Gib mit den Händen etwas Druck in die Matte. Schaue nach vorn.
- Einatmend komme in den Vierfüßlerstand zurück.
- Ausatmend fädle den rechten Arm durch den linken Arm hindurch, sodass sich der ganze Rumpf mit dreht.
- Einatmend strecke dich mit dem rechten Arm weit nach oben zum Himmel.
- Ausatmend komme in die Kind-Haltung. Das Gesäß sinkt zu den Fersen. Die Arme sind weit nach vorn zur Erde ausgestreckt. Verweile kurz in dieser Position. Der Atem fließt tief in den Bauchraum.
- Wechsle die Seiten und schließe am Ende wieder mit der Kind-Position ab.

## *Bonus: Schröpfmassage*

Das Schröpfen steht in einer uralten Heiltradition. Schon vor 5.000 Jahren wurde die regulative Methode in der TCM mit dem Ziel eingesetzt, Blut und Energie im Gewebe zu bewegen. Heute weiß man, dass auch Faszien durch die Schröpf-Technik mobilisiert werden können. Setzt man einen Schröpfkopf auf der Faszie auf, erzeugt der Unterdruck eine dreidimensionale Aufspannung des Gewebes und die Faszie wird entstaut. Aus dem verklebten eingefallenen Pizzabrötchen wird wieder eine schöne, entfaltete Pfannkuchen-Faszie.

### Verspannungen in der Rückenfaszie

Die Rückenfaszie überzieht die gesamte Wirbelsäule. Mit einem oberflächigen und einem tiefen Faszienblatt bettet sie nahezu alle wichtigen Rückenmuskeln ein. Das erklärt, warum die Rückenfaszie im Alltag stark beansprucht wird. Fehlbelastungen der Wirbelsäule, eine schlechte Körperhaltung und monotone Bewegungsabläufe, wie eine sitzende Bürotätigkeit, sind die häufigsten Ursachen für Beschwerden in der Rückenfaszie. Bis du diese Beschwerden überhaupt fühlst, ist schon viel im Faszien- und Muskelgewebe geschehen: Der Blut- und Flüssigkeitsaustausch kommt zum Erliegen und so fehlen wichtige Nährstoffe in der Gewebeversorgung. Die ersten Kompensationsmechanismen setzen ein: Die Faszie verklebt und du „erfindest“ unbewusst Ausweichbewegungen, um den Rücken zu schonen. Schlackenstoffe lagern sich ein und werden nicht mehr abgebaut. Diese Mechanismen führen dann zu ersten Symptomen: ein steifes oder dumpfes Gefühl im Rücken, komplexere Bewegungseinschränkungen usw. Das Wahrnehmen der Erstsymptome ermöglicht dir, genau jetzt helfend einzugreifen und einem Hexenschuss oder Bandscheibenvorfall vorzubeugen.

### Behandlung mit Schröpfgläsern oder Silikon-Cups

Für eine Selbstbehandlung ist die Schröpfmassage eine risikoarme und nahezu nebenwirkungsfreie Möglichkeit, die Rückenfaszie umfassend zu entfalten und zu vitalisieren. Du brauchst dafür einen **Schröpfkopf** (Empfehlung: Schröpfgefäß aus Silikon mit einem Durchmesser von 5 bis 6 Zentimetern). Damit die Massage leicht von der Hand geht, solltest du ein Öl oder eine Wirkstoffcreme (Empfehlung: **Wunderbalsam** von Seite 108) benutzen. Für den Anfang reicht auch ein gutes Olivenöl aus deiner Küche. Außerdem brauchst du einen **Partner,** der die Behandlung mit dem Schröpfgefäß durchführt.

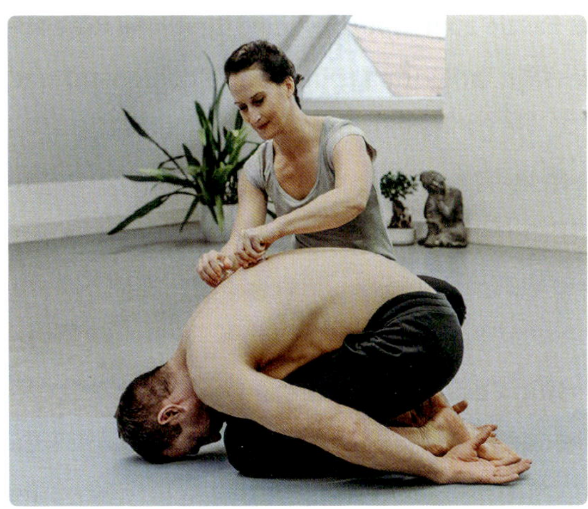

Damit die Rückenfaszie vorgespannt und gedehnt wird, komme für die Massage in die Kind-Haltung aus Übung 11. Die Stirn liegt auf der Unterlage auf und die Arme sind entweder nach vorn ausgestreckt oder liegen am Körper an, neben dem Becken. Für die Massage muss der Oberkörper frei sein.

passiven Bewegungsmustern kommt er nicht so gut zurecht. Deswegen ist beispielsweise nach einem langen Fernsehabend auf dem Sofa unsere Schulter-Nacken-Muskulatur verspannt. Bestimmte Muskeln, wie die Rautenmuskeln zwischen den Schulterblättern, hängen unserer evolutionären Entwicklung weit hinterher. Sie sind noch dem Vierfüßlerstand angepasst und so gesehen zu schwach für den aufrechten Gang. Glücklicherweise lassen sich Muskeln trainieren!

### *Wenn der Bewegungsapparat blockiert ist*

Frühe Warnsymptome: Gesundheit im Muskel-Skelett-System zeichnet sich durch reibungslose Bewegungsabläufe im gesamten Körper aus: Die Muskeln werden von Nervenreizen „instruiert", eine Bewegung auszuführen. Über die Gelenke wird diese Bewegung weiter übertragen und die Knochen führen dabei Hebelbewegungen aus. Die Faszie formt den Muskel und hält alles zusammen. Selbst bei kalten Temperaturen wird der Körper durch die Muskeln gewärmt. Manche Muskeln können sogar noch mehr, beispielsweise regt die Wade durch pumpende Bewegungen den venösen und lymphatischen Rückfluss an. Aber was geschieht, wenn nur ein Glied in dieser Bewegungskette schwächelt?

Körperliche Erstsymptome: Vielleicht hast du dir schon mal einen Arm gebrochen, den Fuß verstaucht oder einen Hexenschuss gehabt. Dann weißt du, dass Schädigungen und Dysfunktionen im Muskel-Skelett-System in erster Linie Schmerzen und Bewegungseinschränkungen verursachen. Es können auch weitere frühe Warnsymptome auftreten:

- Muskelkrämpfe
- Muskelkater
- Entzündungszeichen, wie Schwellung und Rötung
- Veränderte Körperhaltung

## Kleidung beeinflusst die Körperhaltung

Manchmal schränken sogar Kleidungsstücke die natürliche Bewegung der Muskeln und Knochen ein und zwingen dich in ungesunde Haltungsmuster! In vielen Berufsfeldern wird bestimmte Kleidung oder Schuhwerk gefordert und gehört in den normalen Arbeitsalltag. Der Manager oder Banker muss beispielsweise den ganzen Tag einen engen **Businessanzug** mit Krawatte tragen. Dadurch wird der natürliche Bewegungsradius eingeschränkt, denn das Bücken und Ausstrecken ist schwieriger. Die **Krawatte** engt die Halsregion und die Schilddrüse ein und kann möglicherweise sogar den Lymphabfluss stören.

Wahrscheinlich hast du noch nie bewusst darauf geachtet, ob deine Kleidung dich körperlich einschränkt. Enge **Schuhe,** besonders mit hohen Absätzen, sind nicht nur unbequem. Meistens verspannen sich beim Tragen schon nach wenigen Stunden die Waden, denn durch den Absatz verkürzt sich der Muskel. Ein festgezogener **Gürtel** kann die Funktion der Verdauungsorgane stören und zu Stauungen im Bauchraum führen. Der **Büstenhalter** schnürt den Brustkorb ein und blockiert die Atmung. Die Bügel drücken auf Engstellen der großen Blutgefäße und auf den Ausgang der

Speiseröhre. Eine straffe BH-Einstellung kann sogar zu Sodbrennen führen. Enge **Hosen** verhindern nicht nur das Bücken, vermutlich wird auch der lymphatische und venöse Rückfluss behindert. **Portemonnaie** oder **Handy** in der Gesäßtasche können zu Schmerzen in den Gesäßmuskeln führen und den Ischias-Nerv irritieren.
Auf welche Kleidungsstücke wirst du in Zukunft zu Gunsten deiner Gesundheit verzichten? Hast du den Mut, unbequeme Anziehsachen auszusortieren?

### Blockierung als Schutzprogramm und Kompensationsstrategien

Der Alltag kann uns in Situationen führen, die wir zwar aushalten, die uns aber schaden! Als Vollzeitkraft musst du unter Umständen acht Stunden lang ununterbrochen in derselben Körperhaltung sitzen oder stehen. Rechne den Fahrtweg im Auto oder Bus/Bahn sitzend dazu. Demgegenüber hast du vielleicht zwei oder drei Stunden täglich ausgleichende Bewegungen, beim Sport oder im Haushalt, ehe du abends wieder sitzend vor dem Fernseher landest. In der Folge kommt es zu Blockierungen in der Wirbelsäule – diese sind jedoch Schutzmaßnahmen des Körpers, denn sie verhindern, dass sich deine überlasteten Körperstrukturen durch spontane schnelle Bewegungen verletzen.
„Die Funktion formt die Struktur" – ein Leitsatz aus der Osteopathie, der treffend beschreibt, dass sich Körperstrukturen an ihre Ansprüche anpassen. Wenn du also beispielsweise seit Jahren täglich acht Stunden am Schreibtisch sitzt, hat sich dein Körper schon voll auf diese Situation eingerichtet und Strategien entwickelt, die das lange Sitzen überhaupt ermöglichen. Dahinter steckt viel Raffinesse, denn eigentlich bist du ein aufgerichteter Mensch, der überwiegend auf zwei Beinen

steht und sich vor allem **bewegt!** Dein Körper hat die Länge der beanspruchten Muskeln „umorganisiert“. Beispielsweise ist der kleine Brustmuskel verkürzt und angespannter, sodass es dir leichter fällt, die Schultern beim Tippen und Schreiben nach vorn fallen zu lassen und anzuspannen. Im Gegenzug ist der Rautenmuskel auf der Körperrückseite verlängert! Es entsteht jedoch ein kleines Problem dabei: Nach einigen Wochen hat sich der Rautenmuskel erschöpft. Durch die ständige Überdehnung ist er ausgeleiert. Doch der Körper weiß Rat! Er vermehrt die Fibrosierung in der Faszie, die den Rautenmuskel umgibt, und dadurch erhält der Muskel mehr Stabilität. Bereits ein paar Tage später hat sich entlang der Belastungslinien des Muskels an der Wirbelsäule ein hartes, verfilztes Fasziengerüst ausgebildet. Dadurch wird die Brustwirbelsäule bestmöglich in die krumme Haltung gezogen. Die eigentliche Fehlhaltung im Sitzen fällt dir nun über viele Stunden ganz leicht!

**Mein Tipp:** Die Sitzhaltung hat einen limitierten Bewegungsradius. Wenn deine Kollegin dich zur Kaffeepause ruft und du dich schnell aufrichtest, zieht die verhärtete Muskulatur so stark an den Wirbeln, dass eine Blockierung entstehen kann. Der einsetzende Schmerz hindert dich an der weiteren Aufrichtung. Oft rutscht der Wirbel von allein zurück in seine Position, wenn du dich nun **achtsam** und **langsam** aufrichtest. Der Schmerz **ermahnt** dich jedoch, dich aus fehlbelasteten Haltungen stets **vorsichtig** herauszulösen, um Verletzungen der Muskulatur zu vermeiden.

### Erstsymptome durch Gefühle und Emotionen

Tatsächlich spielt auch die geistig-seelische Verfassung des Menschen eine große Rolle, wenn es um die Gesundheit im Muskel-Skelett-System geht. Besonders sensibel reagiert die Wirbelsäule auf psychische Belastungen des Alltags. Ist die Lebenssituation im Ganzen stabil und sicher und verläuft alles so, wie du es dir vorgenommen hast, bleibt deine Lendenwirbelsäule beweglich und geschmeidig. Doch es kann auch anders kommen: Du verlierst deinen Job und deine Existenz ist bedroht oder du zweifelst plötzlich daran, dass du deine Ziele erreichen wirst. Deine Lendenwirbelsäule kann nun schnell an Stabilität verlieren und auch die anderen Wirbelsäulenabschnitte reagieren auf die emotionale Dysbalance:

- Schmerzhafte Beschwerden, beispielsweise ein Hexenschuss oder sogar Bandscheibenvorfall, zeigen oft emotionale Unsicherheit an.
- Blockierungen im Kreuz- oder Steißbein geben Hinweise auf Sorgen oder Probleme, die schon lange unbearbeitet sind.
- Die Brustwirbelsäule hat eine große Bedeutung für den Selbstschutz. Wenn sie ihre Aufrichtung und Vitalität verliert, zeigt das, dass du mit den Herausforderungen des Lebens nicht gut umgehen kannst.
- Wenn die Halswirbelsäule sich nicht mehr dynamisch ausrichten kann und schmerzt, zeugt das von unkontrollierten Emotionen und latentem Haltungsverlust.

### *Extrawissen: Körperkern*

Aus Gründen der Überschaubarkeit gehe ich in diesem Kapitel nicht näher auf den detaillierten Aufbau von Knochen und Muskulatur ein – über die Anatomie des Muskel-Skelett-Systems gibt es bereits ausreichend Fachliteratur. Für das praktische Verständnis eignet sich ein Besuch an der Fleischtheke! Das rote Fleisch eines Filetstücks ist oft noch stellenweise mit einer dünnen silbrigen Haut überzogen. Das ist eine Faszie, die den Muskel wie ein Sack umgibt. Das Filet ist vergleichbar mit einem Muskel, der sich zu Lebzeiten viel bewegt hat und gut durchblutet war, wie beispielsweise deine vordere Oberschenkelmuskulatur.

An der Fleischtheke findest du noch viele weitere Beispiele. Das Nackensteak ist mit kräftigen Sehnen durchzogen und wirkt fester und kompakter als das Filet. Es ist wie ein kräftiger Haltemuskel. An einem Suppenknochen lässt sich die harte und kompakte Struktur des Knochengewebes im Vergleich zum weichen Muskelgewebe gut erkennen. Doch ein Knochen ist kein Beton! Zwar besteht er zum größten Teil aus Mineralsalzen, aber Kollagenfasern verleihen ihm eine geringe, aber essenzielle Dehnbarkeit.

#### Lebendige Knochen

Nur etwa 10 Prozent des Knochens bestehen aus Knochenzellen – einige davon, die Osteozyten, sind für den Knochenstoffwechsel zuständig und tauschen Nähr- und Abfallstoffe über das Blut aus. Weitere 20 Prozent des Knochens bestehen aus Wasser! Durch die geringfügige Dehnbarkeit, den stetigen Stoffaustausch und

Neben Stabilität und Aufrichtung in der Wirbelsäule hat ein regelmäßiges Core-Training für ein starkes muskuläres Körperzentrum noch weiteren Nutzen für dich:

- Bauchorgane integrieren an ihrem Platz
- Rücken stabilisiert wie ein Korsett
- Atmung wird leichter und fließender
- Erweiterung des Bewegungsradius der Arme und Beine
- Beugt Blockierungen der Wirbelsäule vor
- Erleichterter Stuhlgang
- Allgemeiner Kraftgewinn und Stabilitätszuwachs

Wie kannst du dir die muskuläre Körpermitte vorstellen? Ich verwende gern den Vergleich mit einem Topf! Ein Topf hat einen Boden, einen Deckel, stabile Seitenwände und etwas, das ihn zusammenhält! Genau so ist auch der Körperkern konstruiert. Der Boden des Körperkerns liegt tief unten im Beckenraum. Er wird von drei großen Muskelplatten gebildet, dem Beckenboden. Das Diaphragma bildet den horizontalen Abschluss des Beckens zu den Beinen hin. Die Wirbelsäule und einige Beckenorgane, wie die Blase, stützen sich auf den Beckenboden. Eine schwache Beckenbodenmuskulatur bewirkt also ein Einsacken der Bauchorgane und eine instabile Wirbelsäulenaufrichtung – in etwa vergleichbar mit einem wackeligen Trampolin. Es ist schwer, Balance zu halten und aufgerichtet zu bleiben.

Der Topfdeckel des muskulären Körperkerns wird vom Zwerchfell und die seitlichen Wände werden von tiefen Bauch- und Rückenmuskeln gebildet. Letztere sorgen für den Zusammenhalt. Den Überstrich erhält der Topf durch die Rücken- und Bauchfaszien, die den ganzen Topf auch formen. Und was ist eigentlich drin im Topf? Wenn du den Deckel öffnest, siehst du hauptsächlich die Bauch- und Geschlechtsorgane.

**AHA!** Der Beckenboden hat bei Männern zwei Durchtrittspforten (Anus und Harnleiter). Bei Frauen kommt eine dritte Durchtrittspforte (Vagina) dazu. Durch diesen spezielleren anatomischen Bauplan klagen Frauen häufiger über eine Beckenbodenschwäche, besonders nach einer natürlichen Geburt, bei der sich der Beckenboden überdehnen muss. Inkontinenz ist ein tägliches Thema in der Heilpraxis und längst nicht mehr so schambehaftet wie früher. Spezielle Physiotherapie-Programme können Abhilfe schaffen und zu mehr Lebensqualität beitragen!

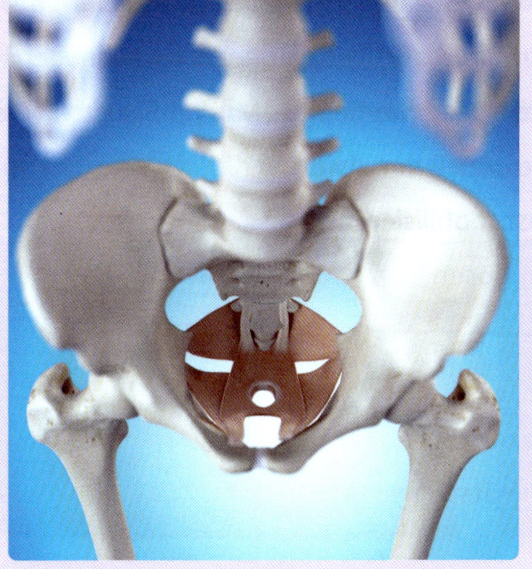

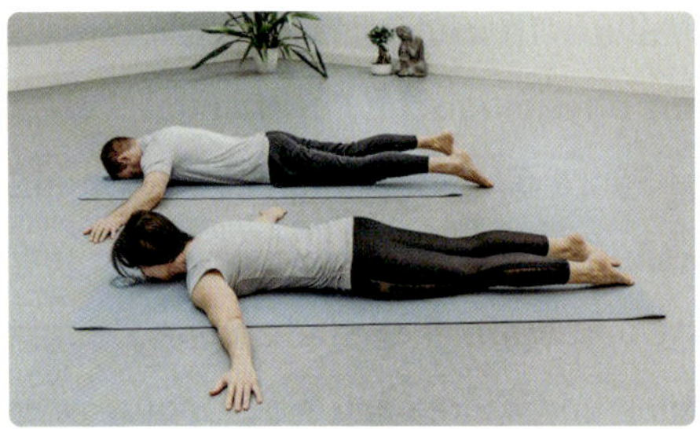

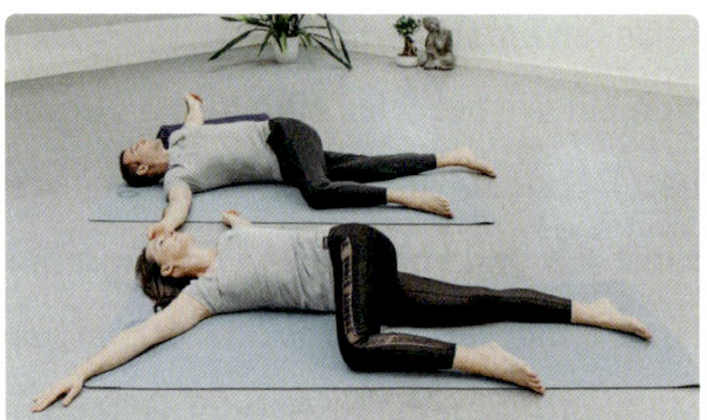

- Komme zur Mitte zurück und strecke die Beine aus.
- Drehe dich dann achtsam in die Bauchlage und breite die Arme seitlich neben dem Körper aus.
- Hebe den linken Arm vom Boden ab und führe ihn über den Körper zur rechten Bodenseite. Er kann, muss aber nicht auf dem Boden aufliegen. Der Rumpf dreht sich automatisch bis in das Becken mit. Das linke Bein kann leicht gewinkelt sein.
- Bleibe 5 Atemzüge in der Position und wechsle dann die Seiten für weitere 5 Atemzüge.
- Nimm dir nach der Übung ausreichend Zeit zum Nachspüren.

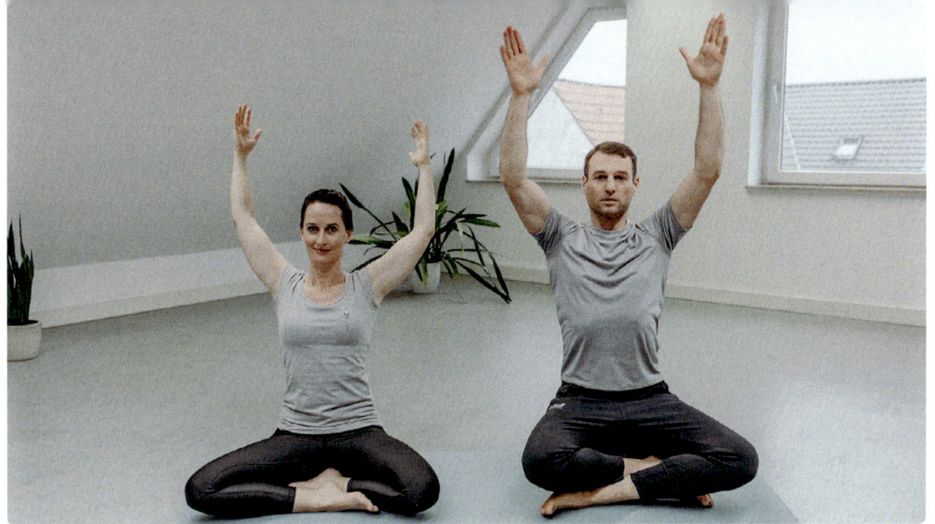

### *Übung 13 – Schreibtischmuskeln entspannen*

Der Name der Übung weist schon darauf hin, dass sie gerade bei einer sitzenden beruflichen Tätigkeit sehr wohltuend ist! Sie eignet sich auch perfekt als Einzelsequenz, um zwischendurch die **Schulter-Nacken-Muskulatur** direkt am Schreibtisch zu entspannen! Außerdem wird die Brustwirbelsäule mobilisiert und die Schultergelenke werden vor Arthrose geschützt.

- Achte darauf, dass deine Wirbelsäule im Sitzen aufgerichtet ist.
- Nimm ein paar Atemzüge in diese Aufrichtung hinein.
- Führe beide Arme über die Seiten nach oben zum Himmel und halte sie ausgestreckt. Die Handflächen zeigen zueinander.
- Beginne die Schultern nach hinten und unten zu kreisen. Die Schulterblätter bewegen sich mit – die Arme bleiben gestreckt.
- Wenn der Bewegungsablauf flüssig ist, passe den Atemrhythmus an: Einatmend ziehen die Finger hoch. Ausatmend kreisen die Schultern nach hinten und unten.

## *Übung 14 – Den Körperkern stärken*

Dies ist meine persönliche Lieblingsübung, ich nenne sie gern die „Planke". Gleich vorab der Hinweis: Ein häufiger Fehler bei der Ausführung ist die Lendenwirbelsäule im Hohlkreuz. Das lässt sich vermeiden, wenn du vor dem Spiegel übst und deine Korrekturen am Spiegelbild ausrichtest. Du kannst auch den Bauchnabel während der Übung an die Wirbelsäule heranziehen, dadurch spannt sich der Körperkern automatisch auf. Fällt es dir schwer, die Planke zu halten, sind die Gründe in einer zu schwachen Bauchmuskulatur zu suchen. Probiere dann die leichtere Variante mit aufgesetzten Knien! Der Unterarmstütz stärkt das ganze Muskelkorsett, ohne die Handgelenke zu belasten. Die Tiefenmuskulatur, die die Wirbel miteinander verbindet und stabilisiert, wird gekräftigt. Die Planke hat auch positive Effekte auf die Knochendichte und außerdem wird dir bewusst, wie kraftvoll du bist!

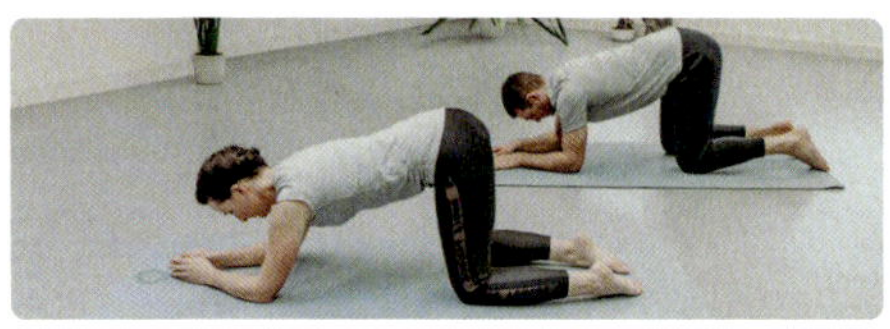

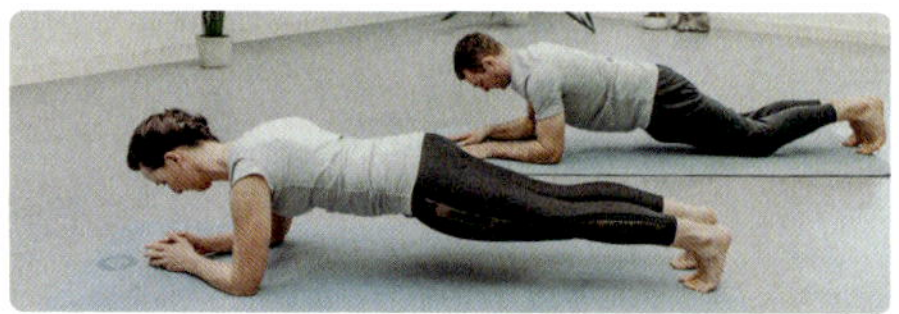

- Komme in den Vierfüßlerstand auf deine Matte.
- Lege nun die Unterarme auf dem Boden auf. Die Handflächen zeigen zueinander.
- Strecke das rechte Bein nach hinten zur Erde aus. Der Fuß steht auf den Zehenspitzen. Das linke Bein folgt. (Für die leichte Variante setzt du jetzt einfach die Knie auf der Matte auf.) Kopf, Körper und Beine bilden eine Linie.
- Versuche die Planke für 1 Minute zu halten.

**Mein Tipp:** Mache die „Planke“ zu deiner ganz persönlichen Drei-Wochen-Challenge! Trainiere in der 1. Woche täglich 1 Minute. Ab der 2. Woche steigere dich jeden Tag um 10 Sekunden. Sonntag ist Ruhetag! Nach der 3. Woche kannst du die Planke für 3 Minuten halten! Was für ein toller Effekt in so kurzer Zeit – und dein Körperkern gewinnt so viel Kraft!

### *Übung 15 – Aufrichtung in der Brustwirbelsäule*

Kompensierende Veränderungen der Muskulatur (langer, gedehnter Rautenmuskel und verkürzter, angespannter kleiner Brustmuskel) ermöglichen dir zwar das lange Sitzen, doch die Muskeln werden schwächer und können dir aufgerichtet nur wenig Halt bieten. Mit dieser Übung kräftigst du die Rautenmuskulatur und förderst die Aufrichtung in der Brustwirbelsäule. Verspannungen zwischen den Schulterblättern lösen sich auf. Bei einer regelmäßigen Praxis wird es dir bald leicht fallen, dich aus einer gekrümmten Haltung immer wieder aktiv aufzurichten. Du gehst nicht mehr mit hängenden Schultern durch das Leben, sondern selbstbewusst und neugierig auf das zu, was dir begegnet! Die Übung lässt sich gut im Atemrhythmus ausführen.

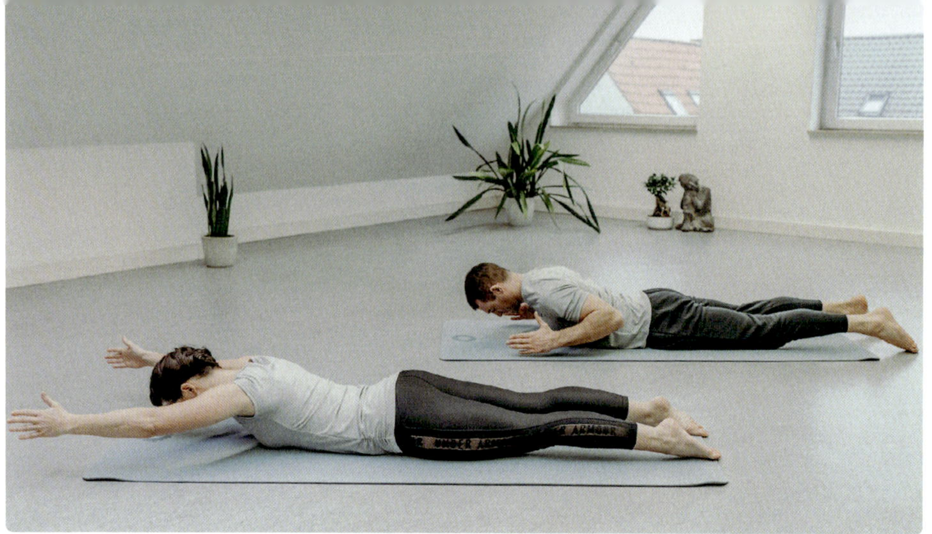

- In der Bauchlage sind die Arme nach vorne ausgestreckt. Mit der Einatmung hebe den Kopf, die Arme und die Schultern ein paar Zentimeter von der Erde ab.
- Mit der Ausatmung beuge die Ellenbogen aus der Armstreckung und führe die Hände unter die Schultern. Am Ende der Bewegung ziehe die Schulterblätter noch ein klein bisschen weiter zur Wirbelsäule.
- Wiederhole die Übung 15 Mal in 3 Sätzen – dazwischen mache jeweils 15 Sekunden Pause, in der du alle Muskeln wieder entspannst.

### *Übung 16 – Trainingsreize für den Beckenboden*

Die sogenannte „Brücke" ist eine tolle Übung für den Beckenboden und die wirbelstabilisierende Rückenmuskulatur. Durch viele Variationsmöglichkeiten wird die Übung nie langweilig und kann an die individuellen Kräfte angepasst werden. Neben all den körperlichen Vorteilen, wie die Stärkung des Beckenbodens und der Rückenmuskulatur, wirkt die Brücke auch als verbindendes Glied zwischen Körper und Geist! Mit der „Variante 4“ kannst du die Muskelkraft im Seitenvergleich testen und Dysbalancen aufdecken. Fällt es dir auf einer Seite deutlich schwerer, das Bein anzuheben und zu strecken, ist die Muskulatur schwächer ausgeprägt als auf der anderen Seite. Für das Üben ist dann wichtig, die schwache Seite durch mehr Wiederholungen stärker zu trainieren.

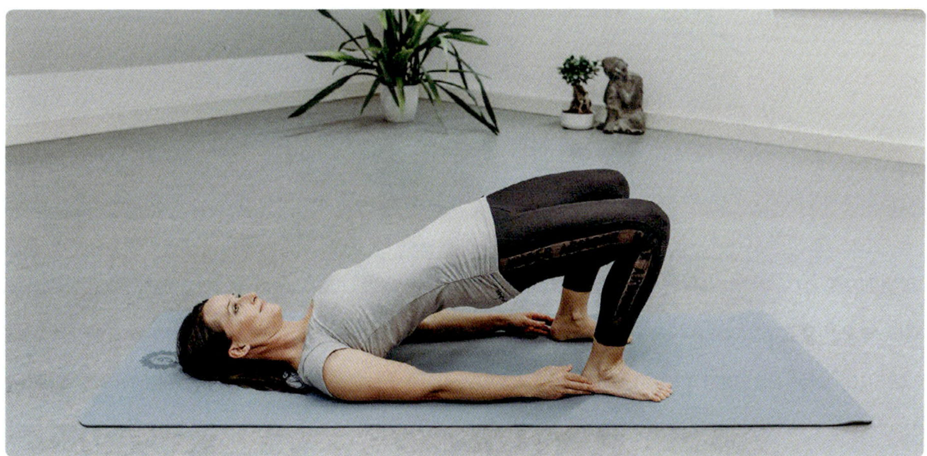

## Die Grundübung

- Komme in der Rückenlage auf deine Matte. Die Arme liegen neben dem Körper.
- Die Füße sind beckenbreit auf der Matte aufgestellt. Der Abstand Füße – Gesäß ist so gewählt, dass du mit den Fingerspitzen die Fersen erreichen kannst.
- Hebe das Becken nach oben in die Brücke. Dabei bilden die Füße das stabile Brückenfundament. Der Bauchnabel zieht dicht an die Wirbelsäule. Halte die Brücke für 1 Minute und achte auf einen ruhigen Atemfluss.

### *Übung 17 – Im Gleichgewicht gehen*

Für den gesunden Menschen ist das Gehen die normalste Sache der Welt – es geschieht beinahe automatisch. Patient*innen mit neurologischen Beschwerden oder einer Hüftarthrose dagegen haben erhebliche Probleme, ein gesundes Gangbild zu zeigen. Diese Übung hat gleich einen dreifachen Wert für ein flüssiges Gangbild: Sie schult das Gleichgewicht, reguliert die Schrittlänge und richtet den ganzen Körper auf! Besonders die Beinmuskulatur und der große Hüftbeuger profitieren von der Übung und die Hüftgelenke werden vor Verschleiß und Degeneration geschützt. Der Körper bewegt sich aus der Alltagstarre in eine selbstbewusste Aufrichtung!

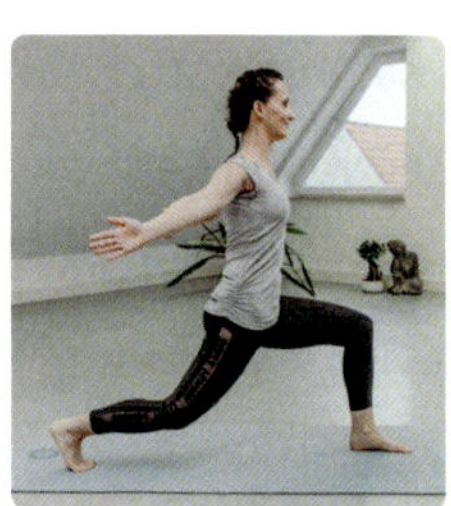

- Komme auf deiner Matte in den aufrechten Stand.
- Bewege das rechte Bein nach hinten. Die Zehenspitzen setzen beckenbreit versetzt zum vorderen Fuß auf.
- Beuge das vordere Bein, bringe das hintere Knie nah zur Erde. Finde Balance.
- Bei stabilem Stand breite die Arme (ggf. am Türrahmen) aus und hebe das Brustbein zum Himmel. Halte die Position ein paar Sekunden.
- Komme zurück in den Stand und wechsle die Position der Beine. Das rechte Bein ist vorne, das linke Bein macht einen Schritt zurück.
- Absolviere den Stand für jedes Bein 4 Mal.

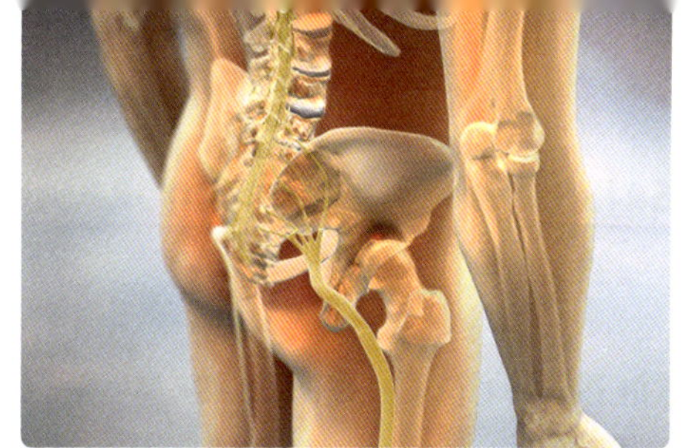

### *Übung 18 – Den Ischias-Nerv entlasten*

Die hintere Beinmuskulatur, die sogenannte „ischiocrurale" Muskulatur, neigt zu Verkürzungen und sollte regelmäßig gedehnt werden. Ist sie erst einmal fest und verkürzt, vermag sie das gesamte Becken zu verdrehen. Dadurch entsteht eine Beinlängendifferenz. Ist der Beckenschiefstand muskulär bedingt, lässt er sich durch die folgende Übung selbstständig korrigieren. Ein **Beckenschiefstand** kann den Ischias-Nerv durch erhöhte Muskelspannung irritieren. Du fühlst einen Schmerz, der vom Gesäß in ein Bein ausstrahlt, ähnlich einem Bandscheibenvorfall.

**AHA!** Als größter und dickster Nerv des Körpers ist der Ischias-Nerv eigentlich ein Zusammenschluss mit zwei anderen Nerven. Er entspringt, fast bleistiftdick, den Lenden- und Sakralsegmenten und teilt sich in Höhe des Knies in zwei andere Nerven auf: den Tibiales- und den Fibularis-Nerv. Vorher versorgt er hauptsächlich die Oberschenkelmuskulatur der Beinrückseite. Der Unterschenkel bis zum Fuß wird dann von den Zweigstellen des Ischias-Nervs versorgt. Durch Überlastungen entstehen nicht nur tief sitzende Rückenschmerzen, auch Knie- oder Fußschmerzen und Irritationen entlang der Beinrückseite können sich bemerkbar machen. (Häufig wird die sogenannte „Ischialgie" mit einem Bandscheibenvorfall verwechselt.)

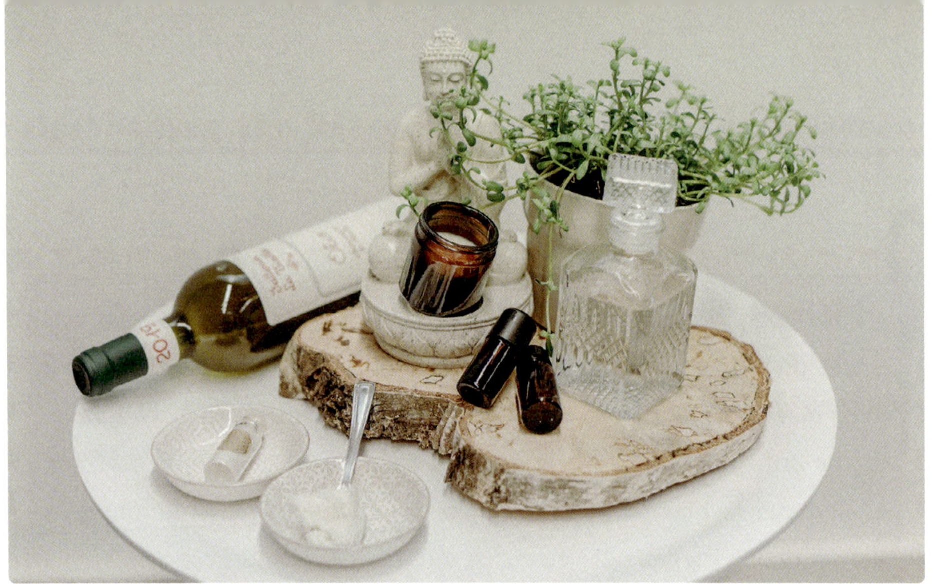

### *Bonus: Wunderbalsam*

In vielen Schmerzsalben und Schmerzgelen sind Wirkstoffe mit Nebenwirkungen enthalten, die die Ausscheidungsorgane belasten. Bei den meisten Muskelverspannungen und Gelenkschmerzen können aber natürliche Präparate mit pflanzlichen Wirkstoffen die gleichen Effekte erzielen. Sie lindern Schmerzen und dämmen Entzündungsreaktionen ein, ohne die Nieren und die Leber zu schwächen.

Einen wirkungsvollen natürlichen Balsam gegen Gelenk- und Muskelschmerzen kannst du leicht und schnell selbst herstellen! Das hat den Vorteil, dass du hochwertige Zutaten verwenden und auf überflüssige Zusatzstoffe verzichten kannst! Ich selbst bereite mir gern einen Balsam aus Shea-Butter zu und achte bei der Auswahl der Zutaten auf eine Biozertifizierung. Der Balsam pflegt die Haut, verbessert die Durchblutung und lindert muskuläre Schmerzen mit Entzündungsreaktionen. Es ist auch eine Wohltat bei rheumatischen Gelenkbeschwerden.

Zutaten für den Wunderbalsam:

- 2 EL Shea-Butter
- 2 EL Olivenöl
- ½ TL gemahlenen Weihrauch (z. B. aus der Apotheke)
- 1 EL Wodka
- 8 Tropfen ätherisches Bio-Bergamotte-Öl (alternativ Orangenöl)

***Hinweis:*** Weihrauch von hoher Qualität erkennt man daran, dass er fast weiß ist! Weihrauch wirkt nicht nur schmerzlindernd, sondern auch entzündungshemmend und war schon in der Antike ein heiliges Wundermittel!

Zubereitung

Erwärme die Shea-Butter mit dem Olivenöl sanft auf kleiner Heizstufe. Vermische das gemahlene Weihrauchpulver mit dem Wodka. (Weihrauch ist ein Gummiharz, das Alkohol benötigt, um sich mit den anderen Inhaltsstoffen verbinden zu können.) Das Weihrauchgemisch wird im nächsten Schritt dem warmen Fett tröpfchenweise untergerührt. Fülle zuletzt den Wunderbalsam in einen Tiegel und lasse ihn abkühlen. Nach einer Stunde kannst du den Balsam auf die schmerzende Muskulatur auftragen und sanft einmassieren. Noch besser: Vielleicht kann dir eine zweite Person dabei helfen und den Balsam in deine verspannte Muskulatur einreiben. In der Erweiterung bietet sich die Schröpfmassage von Seite 80 an. Bevor du den Wunderbalsam anwendest, teste ihn an einer kleinen Hautstelle auf allergische Reaktionen.

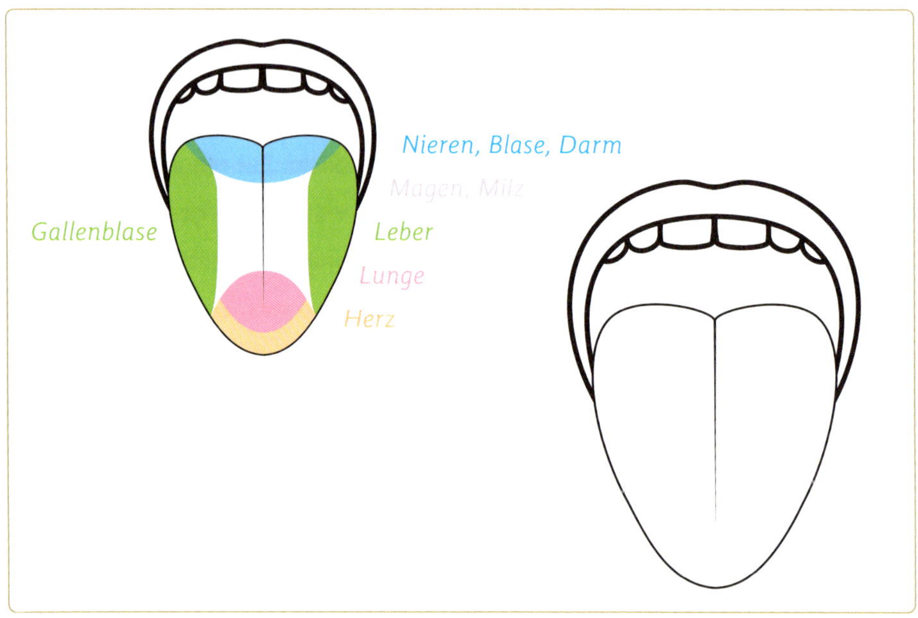


Zeichne hier die auffälligen Stellen ein. So bekommst du eine Vergleichsdarstellung zu späteren Ergebnissen, nachdem du etwaig betroffene Organe über einen längeren Zeitraum gepflegt und behandelt hast.

### *Wenn Organe müde werden*

Frühe Warnsymptome: Aus einer Gruppe von ungefähr 40 ausgewählten Labor-Blutparametern lässt sich der Zustand des gesamten Stoffwechsels und der inneren Organe gut beurteilen. Wenn du dich insgesamt schlapp und müde fühlst und nicht so richtig in die Gänge kommst, empfehle ich dir, zunächst dein Blut bei der Hausärztin/beim Hausarzt untersuchen zu lassen. Auch Verdauungsprobleme, Veränderungen des Urins oder auffällige Hauterscheinungen können auf eine allgemeine Irritation im Organsystem hindeuten. Jedes Organ entwickelt aber auch ganz spezifische Symptome, wenn es überlastet ist. Diese sind jeweils zu den einzelnen Übungen für die Organe aufgeführt.

Viele Kompensationsmechanismen im Körper entstehen nahezu unbemerkt und das aus gutem Grund: Der Alltag soll möglichst uneingeschränkt weitergehen, wir wollen „funktionieren“. Steht eine Organfunktion nur eingeschränkt zur Verfügung, stellt der Körper ganze Prozesse innerhalb der entsprechenden „Organkette“ (Gesamtheit der kompensierenden Organe und Strukturen) um, veranlasst Reparaturen und arbeitet im Hochleistungsmodus ...

## Wenn der Dickdarm zu schwer ist

Währenddessen bemerken wir allerdings gerade mal, dass beispielsweise der **Darm aufgebläht** ist oder sich die **Nackenmuskeln verspannt** anfühlen. Anstatt den Körper jetzt mit Bewegung und einem nährstoffreichen grünen Salat zu unterstützen, fordern wir ihn meistens noch mehr – mit späten, üppigen Mahlzeiten, zu wenig Schlaf oder einer exzessiven Lebensweise. Irgendwann droht das Fass endgültig zum Überlaufen zu kommen.

So viel Unvernunft erschöpft selbst den gutmütigen Körper, wenn er dauerhaft am Limit seiner Kräfte arbeitet! In der verkürzten Nacht findet er wegen hoher

Reparaturaufkommen keine Gelegenheit, die schwer bekömmliche Nahrung zu verdauen. Deshalb liegt sie noch schwer im Darm und der Stuhlgang lässt auf sich warten. Wenn die Ausscheidung über mehrere Tage stagniert, entstehen Fuselalkohole. Der Darm bläht sich durch die vermehrte Gasbildung auf und wird träge wie ein Stein. Gleichzeitig nimmt die Peristaltik im Darm ab und das gesamte Schlauch-Organ beansprucht mehr Platz im Bauchraum.

Glücklicherweise sind die Darmwände dehnbar, aber die Kompensation über die gesamte Organkette ist schon angestoßen: Die Geschlechtsorgane, die Blase und die Weichteile am unteren Rücken sind diejenigen Organe, die dem Darm Platz machen müssen. Im Beckenraum wird es eng und die Not der Organe projektiert sich als Schmerz auf die **Kreuz- und Steißbeinregion.** Mit mehr Folgen verbunden ist jedoch der zunehmende Druck auf die großen Gefäße im Unterbauch und in den Leisten! **Zysten** in der Gebärmutter, eine vergrößerte Prostata und Hämorrhagien sind Stauungszeichen, deren Ursprung häufig in einem verstopften Dickdarm zu finden ist. Wird der Druck zu stark, verschafft sich der Darm noch mehr Platz und bricht durch die Leiste (Leistenbruch).

### Magenbeschwerden und Herzklopfen

Der unterste Dickdarmabschnitt (Rektum) wird durch Bauchfell und Fettschürzen mit dem Zwerchfell, dem Magen und der Leber verbunden. Wenn das Rektum schwer und aufgebläht ist, zieht es vermehrt an den Fettschürzen und irritiert die oben erwähnten Organe. Der entstehende Zug auf den Magenfundus und die Magenöffnung überträgt sich über eine direkte Verbindung auf das Zwerchfell und die Speiseröhre **(Sodbrennen)**. Das Zwerchfell wird aus seiner Komfortzone gebracht und rutscht möglicherweise sogar ein bisschen tiefer in den Bauchraum. Es reagiert mit einem gesteigerten Muskeltonus, um weiterhin eine stabile Aufhängung für die Organe zu garantieren. Das Herz mit seinem Herzbeutel sitzt direkt auf dem Zwerchfell. Wird es ungemütlich für das Herz, löst das immer einen Alarm aus! In diesem Fall wird das Signal über Nervenimpulse direkt zum Gehirn weitergeleitet. Ohne dass das Herz direkt betroffen sein muss, entsteht **Herzrasen** als deutliche Warnung! Doch durch den herausfordernden Tagesablauf schieben wir Magenbeschwerden und Herzklopfen eher auf alltäglichen Stress, anstatt die Symptome ernst zu nehmen.

### Probleme mit der Halswirbelsäule

Wenn bis dahin alle Warnungen des Körpers, wie Blähungen, Sodbrennen und Herzrasen, ignoriert wurden, bleibt ihm noch eine letzte Möglichkeit, um dich wachzurütteln! Alle angesprochenen Strukturen haben eins gemeinsam: Der Magen, der Herzbeutel und das Zwerchfell werden u. a. von zwei Nerven versorgt: Vagus-Nerv und Phrenikus-Nerv. Deren Ursprünge finden sich in der mittleren und oberen Halswirbelsäule. Bekommen die Nerven durch ihre zu versorgenden Organe Zug, wird der Schmerz auf die Halswirbelsäule projiziert. Dann könntest du beispielsweise die Halswirbelsäule beim Schulterblick im Auto nicht mehr vollständig drehen. Wirbelblockierungen in der Halswirbelsäule schränken den Alltag unangenehm ein und du wirst freiwillig Maßnahmen ergreifen, die zur Linderung der Beschwerden führen – dein Körper hat sein Ziel erreicht.

Organen! Stimuliert wird die Schilddrüse durch das von der Hirnanhangsdrüse produzierte Hormon **TSH.** Sie selbst bildet die Hormone **T3 und T4,** die für viele Stoffwechselprozesse von Bedeutung sind. Im Blutlabor kann man diese drei Werte testen und die Funktionsweise der Schilddrüse überprüfen lassen. Eine Überlastung der Schilddrüse ist über die Zunge leider nicht zu erkennen, sie äußert sich dafür durch andere Symptome:

- Räuspern und Kloßgefühl im Hals
- Heisere, schwache Stimme
- Schnelle Gewichtszunahme oder -abnahme
- Reizbarkeit, Hyperaktivität
- Müdigkeit und totale Erschöpfung
- Erhöhtes Wärme- oder Kälteempfinden
- Herzrasen bei gesundem Herzen

### *Übung 19 – Schilddrüse – Good Vibrations!*

Die Schilddrüse ist ein gut zu ertastendes Organ. Lege die Finger einer Hand um den Kehlkopf und schlucke ein paar Mal. Dort, wo du die Schluckbewegung fühlen kannst, ist die Schilddrüse ungefähr lokalisiert.
Die folgende Schilddrüsen-Atmung versetzt die Zellen der Drüse in eine leichte Schwingung und reguliert die Durchblutung innerhalb der Schilddrüse. Die vordere Halsfaszie wird gedehnt, denn hier finden sich häufig Stauungen, die Druck auf

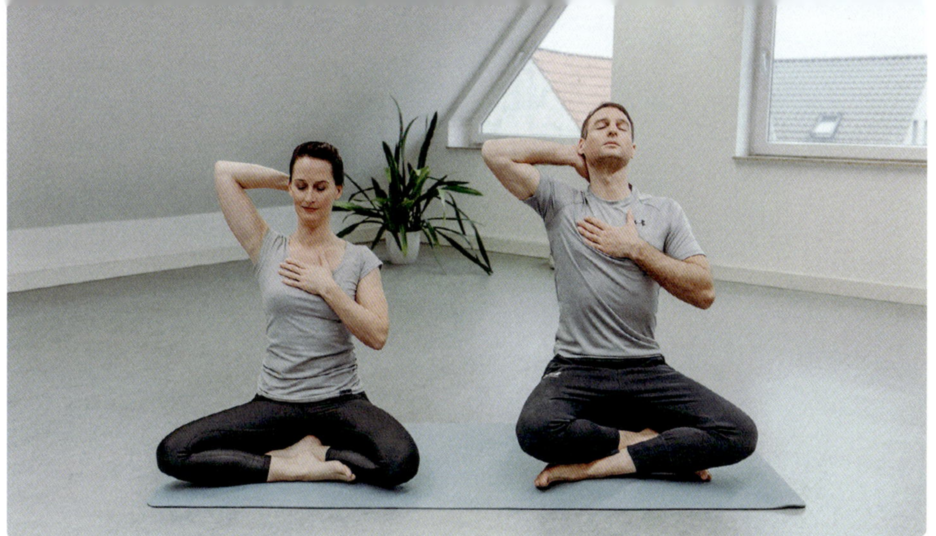

die Schilddrüse ausüben. Durch den Druckabbau lösen sich auch Nackenverspannungen auf. Die Übung reguliert das vegetative Nervensystem und hilft beim Stressabbau. Weil durch die Atemtechnik auch das Selbstbewusstsein gestärkt wird, eignet sie sich übrigens hervorragend bei Prüfungsangst.

- Du sitzt aufgerichtet (Matte oder Stuhl). Eine Hand liegt flächig auf dem Brustbein, die andere Hand stützt den Hinterkopf.
- Lege den Kopf vertrauensvoll in die Hand, sodass die Halswirbelsäule gestreckt wird. Das Kinn zeigt nach oben, die untere Hand zieht das Brustbein sanft etwas tiefer.
- Atme durch die Nase tief ein.
- Atme durch die Nase lang aus und lasse in der Kehle ein leichtes Rauschen entstehen (wie Meeresrauschen) – der Mund bleibt dabei geschlossen. Der Atem ist deutlich im vorderen Hals spürbar. Bleibe hier für 5 bis 10 Atemzüge.
- Achtsam wird die Haltung wieder aufgelöst.
- Nimm dir Zeit zum Nachspüren.

### Die Bauchorgane

Die Bauchorgane brauchen Halt im Bauchraum, damit sie nicht tief ins Becken abrutschen und dort für Unruhe sorgen! Dabei werden sie unterstützt von den Muskeln des Körperkerns (siehe 2. Körpersäule): Zwerchfell, Beckenboden und besonders die schrägen und tiefen Bauchmuskeln. Mit der folgenden Übung wird der Körperkern so gekräftigt, dass er den Bauchorganen Halt und Führung gibt. Leber, Milz, Magen, Bauchspeicheldrüse, Nieren, Blase, Geschlechtsorgane und Darm werden wie in einem Körbchen getragen.

### *Übung 20 – Bauchorgane – Halt und Führung*

Besonders Frauen, die Kinder geboren haben, und Leser*innen, die eine Bauchoperation hatten, sollten den Körperkern unterstützen. Mit seiner kräftigen Muskulatur wird als Nebeneffekt die Lendenwirbelsäule selbst bei starker Belastung geschützt.

- Beginne im Vierfüßlerstand und strecke den linken Arm sowie das rechte Bein in Verlängerung der Wirbelsäule aus. Ziehe den Nabel zur Wirbelsäule heran, um ein Hohlkreuz im Rücken zu vermeiden. Der Blick ist auf den Boden gerichtet.
- Komme aus der Streckung zurück und lasse die Wirbelsäule nach oben rund werden. Führe den linken Ellenbogen und das rechte Knie unter dem Bauch zusammen.
- Strecke dich wieder zurück in die Diagonale aus.

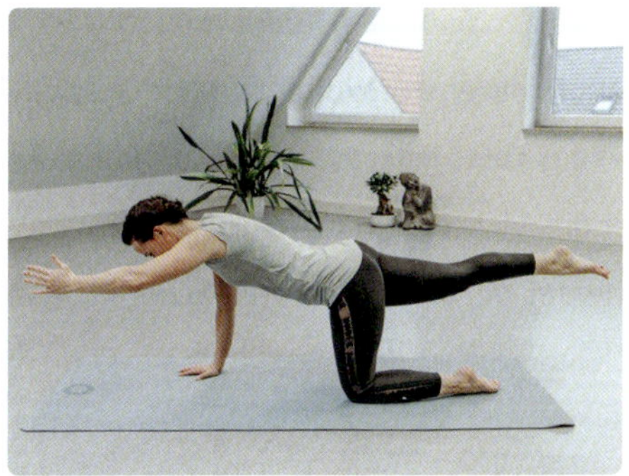

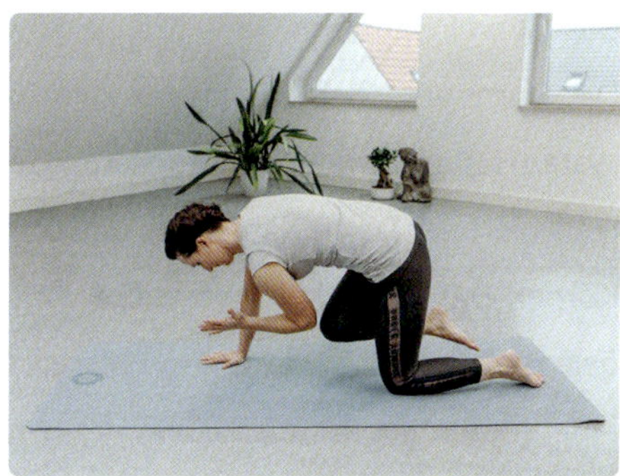

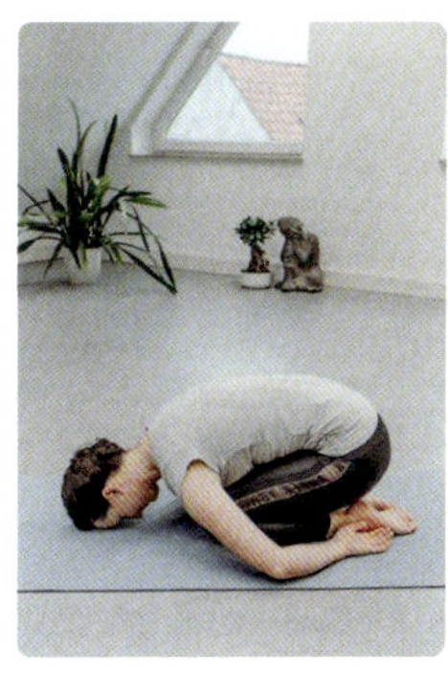

- Absolviere 10 Wiederholungen und achte auf eine fließende Atembewegung.
- Strecke nun den rechten Arm/das linke Bein – 10 Wiederholungen.
- Nimm für ein kurzes Entspannen die Kind-Position ein.

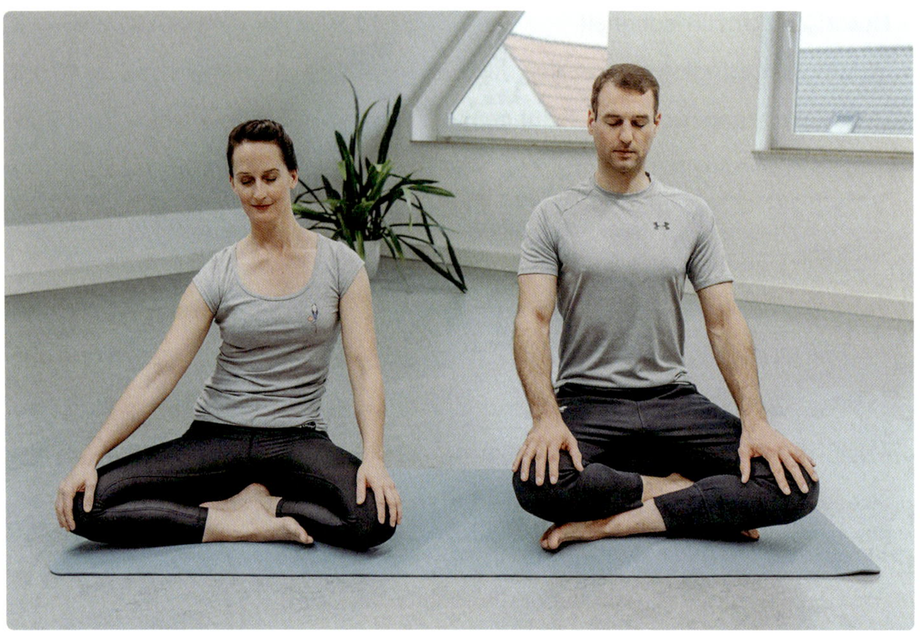

- Du sitzt aufgerichtet auf deiner Matte. Die Augen sind geschlossen. Die Hände ruhen auf den Knien.
- Konzentriere dich auf den Bauchnabel.
- Kreise mit winzigen Bewegungen um den Bauchnabel herum. Dabei beginnt sich das ganze Becken zu bewegen.
- Nach 1 Minute lasse die Bauchnabelkreise größer werden.
- Nach 1 weiteren Minute beginne in die andere Richtung zu kreisen. Zunächst wieder mit kleinen Kreisen, dann werden sie größer.
- Zentriere dich wieder mittig und nimm dir einen Moment Zeit zum Nachspüren.

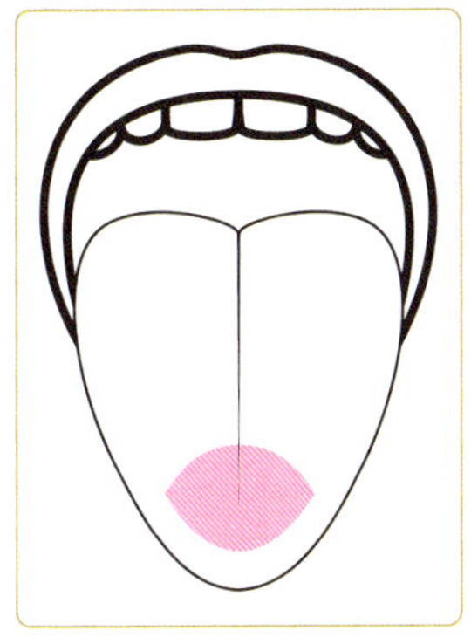

## Die Lunge

Das feine Gewebe der Lunge wirkt wie ein feuchter Naturschwamm – hier wird durch die Aufnahme von Sauerstoff viel Energie erzeugt! In fernöstlichen Traditionen wird die Lungenenergie auch „Prana“ genannt. Dieses Prana ist lebenswichtig und sorgt für eine vitale Ausstrahlung. Damit die Energie nicht verlorengeht und der typische Glanz in den Augen nicht erlischt, sollte sich die Lunge und damit die Atemluft stets frei entfalten können; der Brustkorb muss mobil und die Nasenwege müssen frei sein!

Atemtechniken und die Mobilisation des Brustkorbes bieten eine gute Prophylaxe für die Lungen, denn Viren und Bakterien haben es schwer, sich in einem gut „belüfteten“ und durchbluteten Lungengewebe einzunisten! Kommt der Lunge aus verschiedenen Gründen die Fähigkeit zur Energiegewinnung abhanden, zerrt der ganze Körper aus. Einer der Gründe ist jahrelanges Rauchen. Bei „Starkrauchern“ wird die fortlaufende körperliche Auszehrung besonders deutlich: Die Hände zittern, die Haut ist trocken und eingefallen, der Körper wirkt hager, die Stimme ist rau und die Ausstrahlung glanzlos – alles Zeichen mangelnder Lungenenergie. Störungen der Lungenfunktion können sich als kleine Risse oder Schwellung im Lungenareal auf der Zunge abbilden. Die ganze Zunge wirkt häufig eher blass und kann einen dünnen weißen Belag haben.

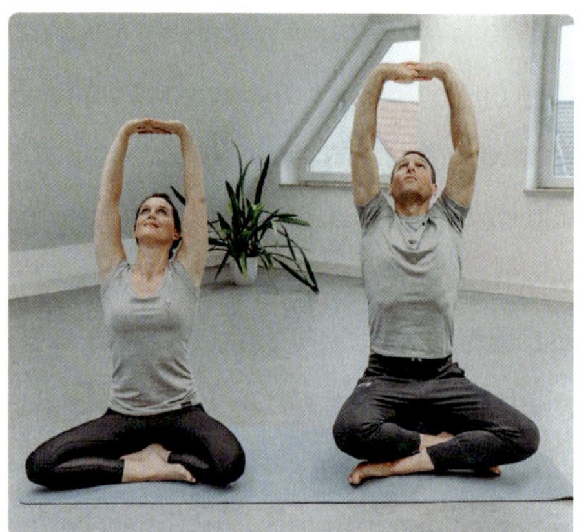

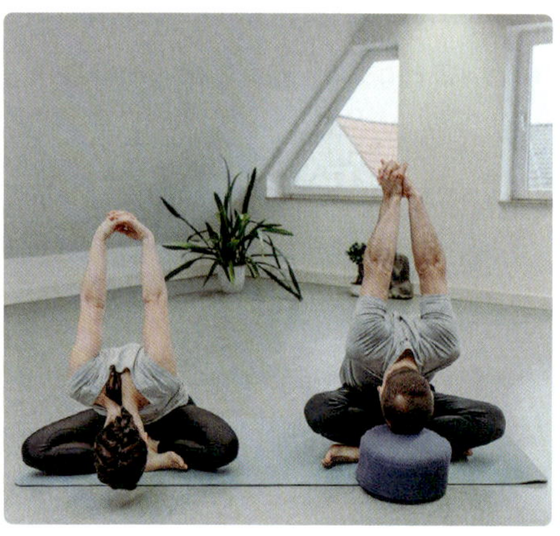

- Falte die Hände vor der Brust. Führe die Arme nach oben, verschränke die Finger ineinander und öffne die Handflächen zum Himmel.
- Strecke dich und atme ein – stelle dir vor, frische Energie aufzunehmen.
- Mit der Ausatmung töne den Laut „Tsssss“ und stelle dir vor, all deinen Lungenballast in die Atmosphäre strömen zu lassen.
- Wiederhole diesen Atemrhythmus so lange, bis du dich frei und gut fühlst.
- Verschränke nun die Hände hinter dem Rücken und beuge den Oberkörper vor. Führe das gesamte Armpaket in Richtung Himmel. Bleibe für ein paar Atemzüge in der Position und richte dich wieder auf.

**AHA!** Jede Zigarette verursacht kleinste Entzündungsreaktionen im Lungengewebe. Die Lunge versucht sich über Nacht zu regenerieren, die Schäden zu beheben und die Giftstoffe aus den feinen Lungenbläschen abzutransportieren. Die Giftpartikel sammeln sich im Kehlkopf und Rachenbereich und führen dazu, dass Raucher häufig morgens nach dem Aufstehen husten müssen. Jahrelanges Rauchen kann die Lunge nicht mehr so gut kompensieren. Aus den kleinen Entzündungsreaktionen im Lungengewebe entstehen Nekrosen und im schlimmsten Fall tumoröse Veränderungen. Als Versuch, die Giftstoffe dennoch loszuwerden, wird der Husten stärker und chronisch. Mit jedem Zigarettenzug überhitzt die Lunge und trocknet aus. Die Kraft für die Energieproduktion wird irgendwann nicht mehr ausreichend sein!

Raucher, die sich für einen Entzug entscheiden, werden schnell belohnt: Bereits nach drei Tagen gewinnt die Atmung an Qualität! Nach ungefähr einem Monat beginnt sich das Immunsystem zu erholen und das Lungengewebe regeneriert. Nach fünf Jahren ist das Risiko, an Lungenkrebs zu erkranken, halbiert.

**Mein Tipp:** Wenn du den Wunsch hegst, mit dem Rauchen aufzuhören, kannst du dir mit Akupressur-Punkten helfen! In meiner Praxis unterstütze ich zukünftige Nichtraucher mit der unten aufgeführten Punktkombination. Normalerweise nutze ich dafür Dauernadeln, aber in der Selbstbehandlung empfehle ich dir „Seed-Kügelchen" (Apotheke oder TCM- Shop) als Alternative zu den medizinischen Nadeln. Klebe die Seeds, wie auf der Abbildung, für 5 Tage an das linke Ohr. Danach ziehe sie wieder ab. Klebe für 5 weitere Tage neue Seeds auf die Punkte am rechten Ohr. Du wirst merken, wie der Jieper auf Zigaretten verschwindet. Übrigens: Nach 10 Tagen Rauchfreiheit hast du schon einen Großteil deiner Leistungsfähigkeit zurückgewonnen.

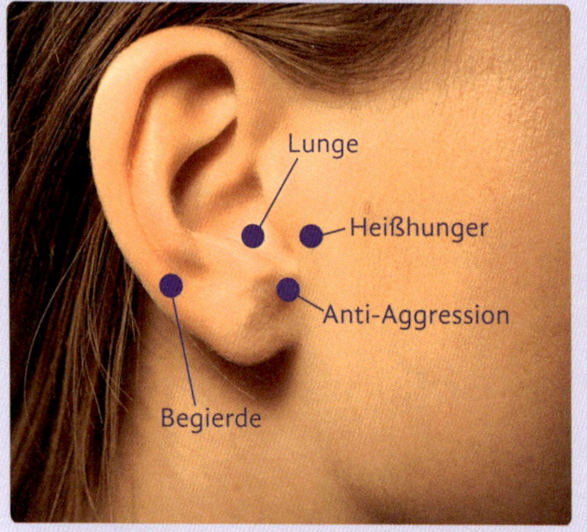

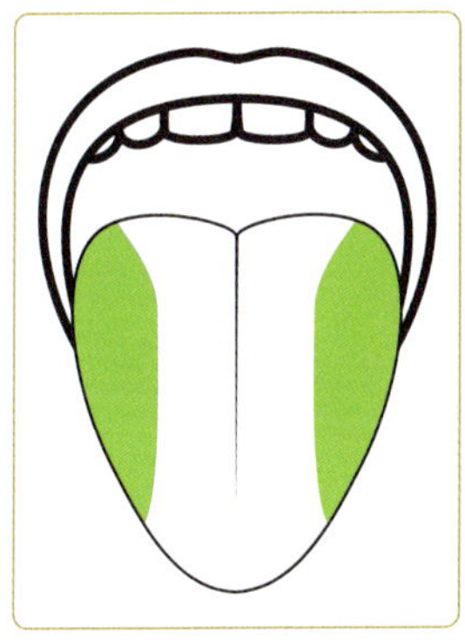

## Leber und Gallenblase

Die Leber ist die größte Drüse im Körper und durch die Produktion von Gallensäure eng mit der Gallenblase verbunden. Sie ist das Zentralorgan des Stoffwechsels, denn sie verwertet nicht nur die ankommenden Nährstoffe, sondern kann auch giftige Substanzen in unschädliche Stoffe umbauen. Auch bei der Verdauung spielt die Leber eine Rolle, sie verstoffwechselt Eiweiße, Fette und Kohlenhydrate. Die entstehenden Baustoffe werden teilweise mit Spurenelementen und Blut in der Leber gespeichert und bei Bedarf abgegeben. Gerade weil die Leber eine Meisterin in Multitasking ist, können zusätzlicher Stress und Druck im Alltag eine Überforderung für das Organ sein! Die Überforderung zeigt sich mit einer eindeutigen Warnung: Trotz ausreichenden Schlafs fühlst du dich schon morgens müde und antriebslos. Auf der Zunge bilden sich Zahnabdrücke an den Rändern. Weitere frühe Symptome folgen:

- Verdauungsprobleme
- Schmerzen im rechten Oberbauch
- Schmerzen in der rechten Schulter-Nacken-Partie (Leber)
- Schmerzen in der linken Schulter-Nacken-Partie (Gallenblase)
- Blockierungen in der unteren Brustwirbelsäule
- Schlafunterbrechung zwischen 1.00 Uhr und 3.00 Uhr
- Entzündete, trübe, rote oder trockene Augen
- Workaholic, Besessenheit, fixe Ideen
- Cholerisches Verhalten

**AHA!** Wer erhöhte Leberwerte hat, muss nicht gleich ein Alkoholiker sein! Viel öfter ist das Alkoholproblem hausgemacht: Wenn der Darm nicht gut funktioniert und der Verdauungsbrei lange in den Darmschlingen verbleibt, kommt es zu Gärprozessen, die Fuselalkohole bilden, die wiederum von der Leber abgebaut werden müssen. Sie baut den Alkohol in Bestandteile um, die dem Körper nicht mehr schaden. Wird daraus ein Dauerzustand, verändern sich die Leberwerte. Wer wenig Alkohol trinkt und keine leberschädigenden Medikamente einnimmt, sollte bei erhöhten Leberwerten zusätzlich den Darm mit einer Stuhlprobe untersuchen lassen. Auch Cholesterinwerte sind bei vielen Menschen erhöht. Cholesterin wird zu fast 90 Prozent von der Leber selbst hergestellt. Sollen die Cholesterinwerte gesenkt werden, wird von einer Nahrungsumstellung zu viel erwartet. Ein effektiverer Ansatz wäre, zunächst die Leber über einen langen Zeitraum zu stärken. Eine leberfreundliche Ernährung und Stressreduktion unterstützen den Stärkungsprozess und eine Regulation des Cholesterinwerts.

## *Übung 23 – Leber – Leberschaukel*

Ganz grob gezeichnet findest du die Leber unter der Brust und dem rechten Rippenbogen. Sie wiegt circa 1,5 Kilogramm und ist mit diesem Gewicht der Kaventsmann unter den Organen! Eine vergrößerte oder gestaute Leber zieht am Zwerchfell, mit dem die Leber über Bänder verbunden ist. Deswegen wird es als entlastend empfunden, wenn die Leber für einen Augenblick sanft angehoben und durch achtsames Schaukeln besser durchblutet wird. Die nächste Übung wirkt wie eine sanfte Leber-Drainage: Der Gallensaft kann abfließen und die Leber wird entstaut. Durch den Druckabbau wird das Zwerchfell entlastet und die Atmung vertieft sich. Müdigkeit weicht Vitalität! Du spürst sofort Entlastung unter dem rechten Rippenbogen. Als Zeichen einer besseren Durchblutung durchströmt den Leberbereich ein warmes Gefühl. Indirekt, über Nervenverbindungen, lösen sich sogar Nackenverspannungen auf!

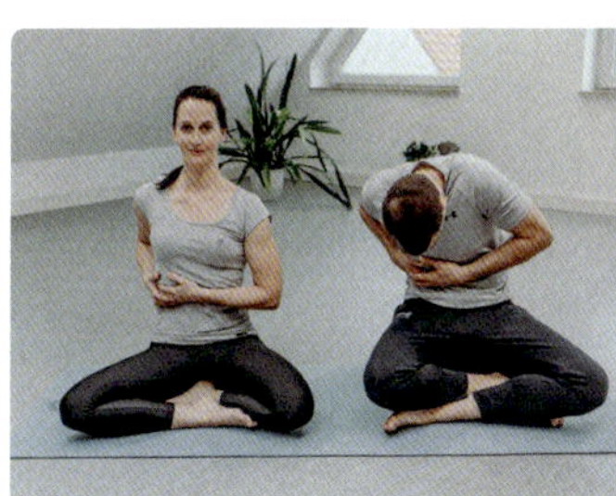

- Du sitzt in einer leichten Krümmung auf der Matte. Beide Hände tauchen in das Gewebe unter dem rechten Rippenbogen – so tief, dass du den unteren Leberrand spürst und das Gefühl hast, die Leber liegt in deinen Händen.
- Mit der Einatmung richte dich in der Brustwirbelsäule auf und hebe die Leber ein wenig nach oben.
- Halte den Atem an und schaukle die Leber behutsam hin und her.
- Mit der Ausatmung begleite die Leber behutsam in ihre Ausgangsposition zurück.
- Wiederhole die Übung 1 bis 3 Mal.

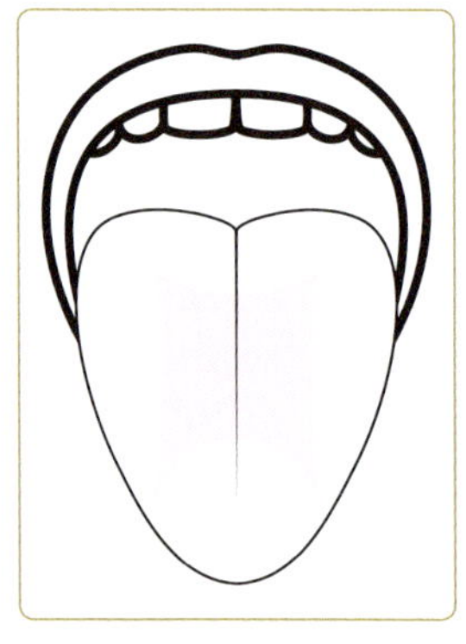

### Milz, Magen, Bauchspeicheldrüse

Die Milz ist ein lymphatisches Organ und unterstützt das Immunsystem. Gleichzeitig arbeitet sie wie eine Filterstation für das Blut. Durch diese verantwortungsvolle Aufgabe ist sie im Organsystem unentbehrlich!

***Hinweis:*** In der traditionellen Chinesischen Medizin hat die Milz darüber hinaus noch eine andere Aufgabe: Sie produziert Blut und Energie und verteilt sie an die anderen Organe. Hast du selbst das Gefühl, die Energie kann sich in deinem Körper nicht gleichmäßig verteilen oder sie staut irgendwo, solltest du zusätzlich zum Basis-Programm Milzübungen praktizieren!

Die Milz schmiegt sich dem Magen eng am linken Rippenbogen an. Der Magen reinigt mit der Magensäure den ankommenden Speisebrei und beseitigt Viren, Bakterien und andere Schädlinge. Er hilft bei der Verdauung mit und leitet den Verdauungsbrei an den Dünndarm weiter. Die Bauchspeicheldrüse liegt mittig im Oberbauch. Sie produziert Enzyme für den Verdauungstrakt und das Hormon Insulin. Der Körper braucht Insulin für die Regulation des Kohlehydratstoffwechsels. Zusammen werden der Magen, die Milz und die Bauchspeicheldrüse in der TCM als die energetische Körpermitte bezeichnet. Wird die Energie im Körperzentrum durch ungesunde Lebensgewohnheiten und Stress erschüttert, zeigt sich eine tiefe Rille in der Mitte des Zungenkörpers. Manchmal entstehen auch unregelmäßige Linien oder weißlicher Belag auf der Zunge. Wenn schwerpunktmäßig die Milz betroffen ist, wirkt die Zunge feucht und aufgequollen. Weitere Frühsymptome sind:

- Verlangen nach Süßigkeiten und Heißhunger
- Druck im Oberbauch
- Sodbrennen und Mundgeruch
- Blockierungen der mittleren Brustwirbelsäule
- Geschwächtes Immunsystem
- Muskelschmerzen
- Blutzuckerschwankungen
- Magenkrämpfe
- Unzufriedenheit und Sorgen

**AHA!** Der Milz wird eine hebende Kraft zugesprochen. Alle Erkrankungen, die durch eine Organsenkung entstehen, können durch Milzkraft positiv beeinflusst werden. Nach einer Gebärmutterentfernung oder einer anderen Bauchraumoperation ist es ratsam, die hebende Kraft der Milz zu fördern.

### *Übung 24 – Magen – Brustkorb dehnen*

Die folgende Übung hilft, wenn sich der Oberbauch aufgequollen und gebläht anfühlt oder die Atmung im Brustkorb festklemmt. Sie dehnt das Omentum minus, eine kleine Fettschürze, die durch Anspannung die Säfte-Passage des Magens einschränkt.

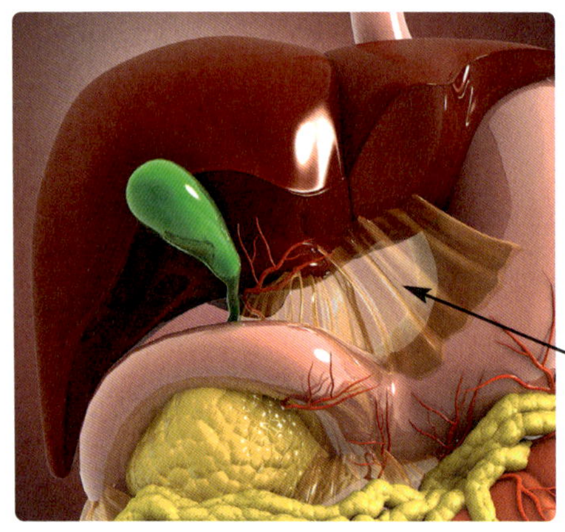

*Das Omentum minus verbindet die Leber mit dem Magen.*

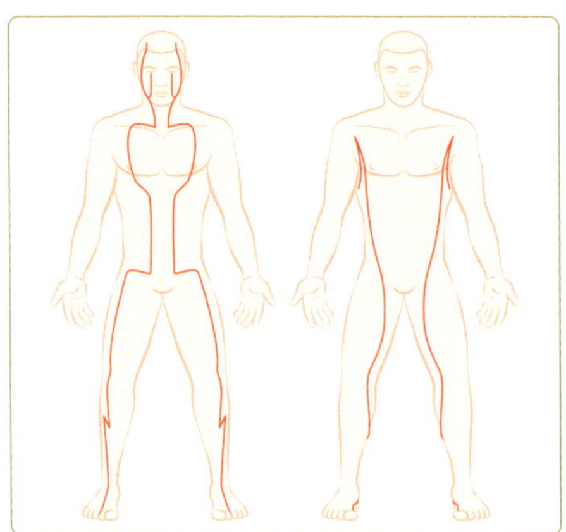

Durch gleichzeitige Mobilisation der Energiebahnen (Meridiane) für die Milz und den Magen kann den beiden Organen vermehrt Regenrations-Energie zugeführt werden.

*Magen- und Milzmeridian*

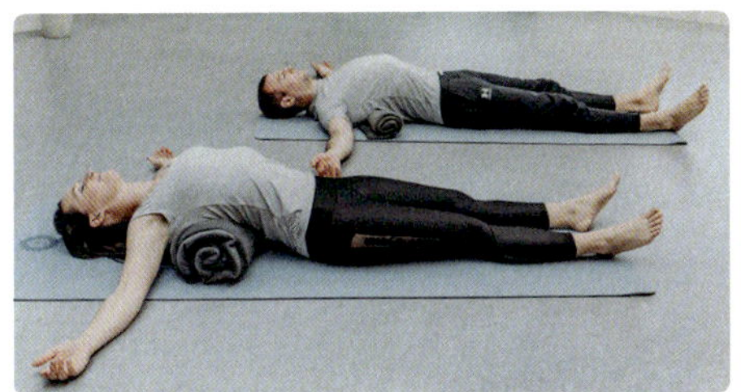

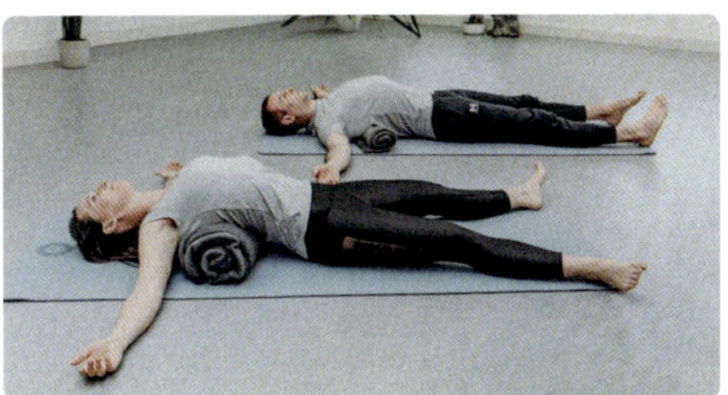

Wenn dich das Leben mit Füßen tritt, kannst du mit der Übung deinen inneren seelischen Kraftkern aufbauen, um den Herausforderungen des Lebens gestärkt zu begegnen. Die Übung lindert durch den Verlauf der Meridiane von Milz und Magen auch Schmerzen in den Hüftgelenken. Selbst bei einer Hüftarthrose kann das Gangbild wieder gleichmäßiger werden.

- Du beginnst in der Rückenlage auf deiner Matte. Unterstütze mit einer gerollten Decke die mittlere Brustwirbelsäule, sodass der Brustkorb leicht angehoben wird. Die Schultern liegen frei auf der Erde. Die Arme entfalten sich neben dem Körper, die Handflächen zeigen zum Himmel. Die Beine sind leicht gegrätscht.
- Bewege die Fußspitzen weit nach außen und lasse sie dann so weit wie möglich nach innen zeigen. Die Fußbewegung wechselt für 1 Minute im Sekundentakt nach innen und nach außen (schnelle Taktung).
- Halte inne und bleibe mit leicht gehobenem Brustkorb für 2 Minuten liegen. Lenke die Atmung in die Körpermitte zu Milz, Magen, Omentum minus und zur Bauchspeicheldrüse.
- Löse dich sanft und langsam aus der Position und spüre nach.

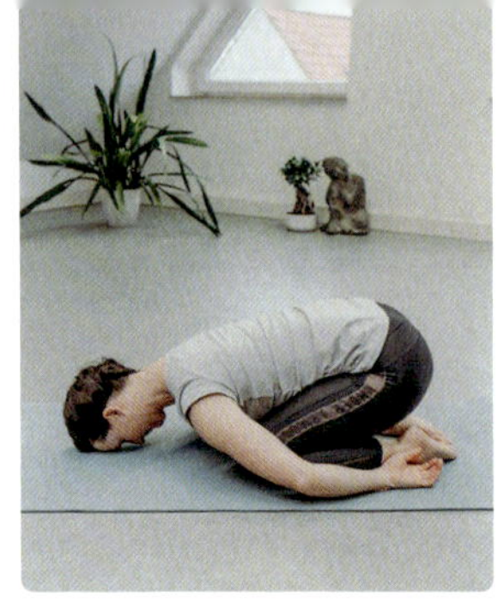

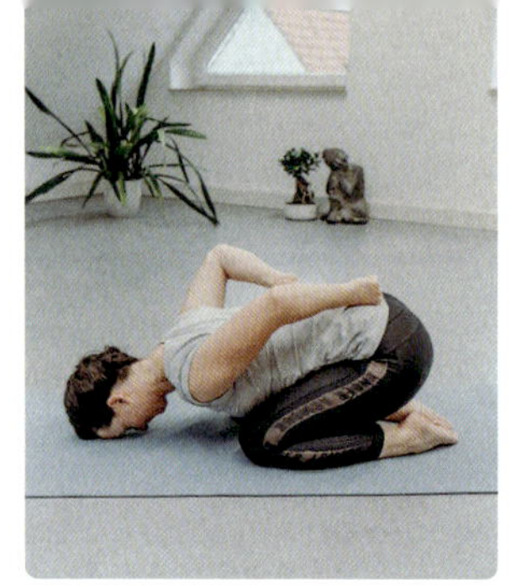

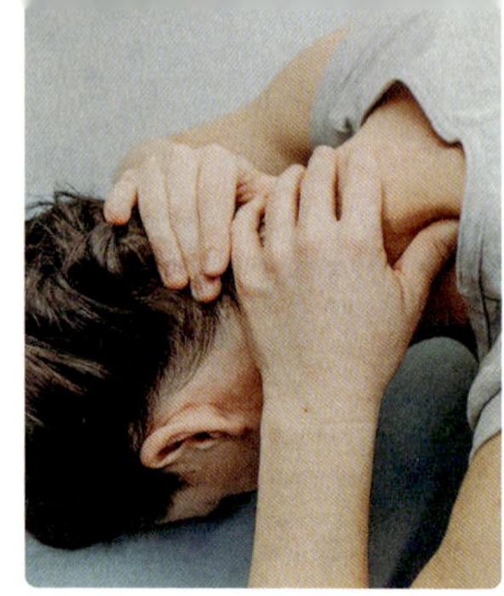

### *Übung 25 – Nieren – Nierenfilter aktivieren*

Die Blase erhält ihre Energie über den Blasen-Meridian, der die unbrauchbare Energie wie ein Abwasserrohr aufnimmt und ausleitet. Darüber hinaus wirkt die lange Energiebahn wie ein Körperschutzschild und wehrt Viren oder Bakterien ab, die sich über die Haut und Schleimhäute einschleusen wollen. Das macht die folgende Übung bedeutend für das Immunsystem. Die Klopfmassage aktiviert die Filterfunktion der Nieren und löst Stauungen und Blockierungen im Blasen-Meridian. In der TCM ist die Nierenenergie die treibende Kraft für die Regeneration aller Krankheitsprozesse, ob der Körper chronisch krank ist, gegen akute Erreger kämpfen muss oder geschwächt ist. Mit dieser Übung generierst du wertvolle Heilkraft und spürst die Aktivierung als sprudelnde, erwärmende Energie in deinem Rücken!

- Du beginnst im Vierfüßlerstand auf deiner Matte. Dein Gesäß sinkt zu den Fersen, die Stirn führt auf die Erde (Kind-Haltung).
- Lege die Hände in leichten Fäusten rechts und links neben die Wirbelsäule. Beklopfe die Muskulatur vom Gesäß auf- und abwärts, so weit du kommst. Das Klopfen kann aktivierend und kräftig sein.
- Nach 5 bis 10 Klopfbahnen löst du dich langsam aus der Position.
- Massiere mit den Händen die gesamte Nackenmuskulatur.

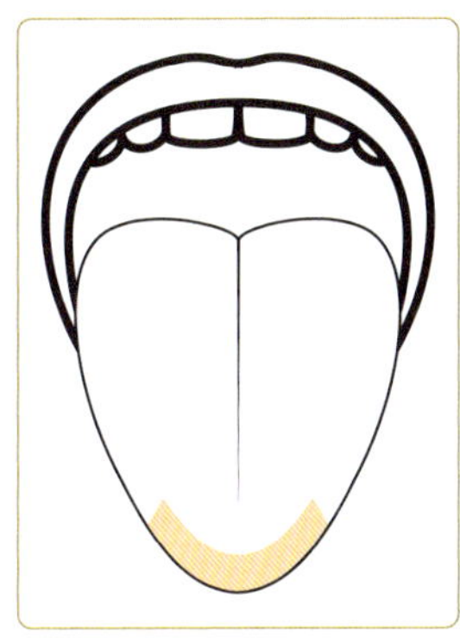

## Das Herz

Das Herz versorgt als autonome Muskelpumpe den Körper mit Energie, Sauerstoff und Nährstoffen. Darüber hinaus organisiert es gemeinsam mit den Blutgefäßen den Abtransport von Stoffwechselendprodukten und Kohlendioxid. Das Herz eines Erwachsenen schlägt in Ruhe ungefähr 70 Mal pro Minute für eine ausreichende Blutversorgung des Körpers. Der Blutdruck sagt aus, mit wie viel Kraft das Blut auf die Gefäßwand drückt. Der Optimalwert liegt etwa bei 120/80 mmHg. Allgemein gilt: Je mehr Blut im Körper vorhanden ist, desto höher ist auch der Blutdruck.

Wenn sich dein Herz unwohl fühlt, kannst du auf der Zungenspitze eine Rötung erkennen. Manchmal gesellen sich kleine Pickelchen oder eine Fistel dazu. Weitere Frühsymptome, über die sich das Herz an dich wendet, sind:

- Veränderter Blutdruck oder Herzrhythmus
- Schnell aus der Puste sein
- Blasse Gesichtsfarbe
- Druck im linken Brustkorb oder Schmerzen im linken Arm/Kiefer
- Unruhiger/unterbrochener Schlaf
- Emotionales Ungleichgewicht

**AHA!** Als „Kaiser“ unterhält das Herz Beziehungen zu vielen anderen Organen! Beispielsweise ist es in den Herzbeutel eingebettet und dort gut geschützt vor krankmachenden oder giftigen Einflüssen. Auf dem Zwerchfell sitzend kann es sich ausruhen und über den Atemmuskel eine Verbindung zum Magen aufbauen. Mit der Lunge steht das Herz in einem vertrauensvollen Austausch und mit den Nieren zusammen baut es den Blutdruck auf. Wegen dieser sehr komplexen Vernetzung des Herzens rate ich dir bei Herzsymptomen neben der Grundübung zu zusätzlichen Übungen für Nieren, Magen, Lunge und Zwerchfell. Außerdem liebt das Herz Übungen für einen elastischen Brustkorb, damit es sich in seinem „Tresor“ ungehindert entfalten kann.

### *Übung 26 – Herz – Gefühle heilen*

Von allen inneren Organen leidet das Herz am stärksten unter emotionalen Belastungen und unterdrückten Gefühlen. Deshalb profitiert es davon, wenn du deine seelische Gefühlswelt gut ordnen kannst und lernst, emotionalen oder auch mentalen Ballast loszulassen. Ist dein Herz glücklich, hast du eine tolle, anziehende Ausstrahlung, deine Augen leuchten und dein Blick ist klar! Diese Herz wärmende Meditation hilft dir dabei, deine Gedanken und Gefühle wahrzunehmen, zu ordnen

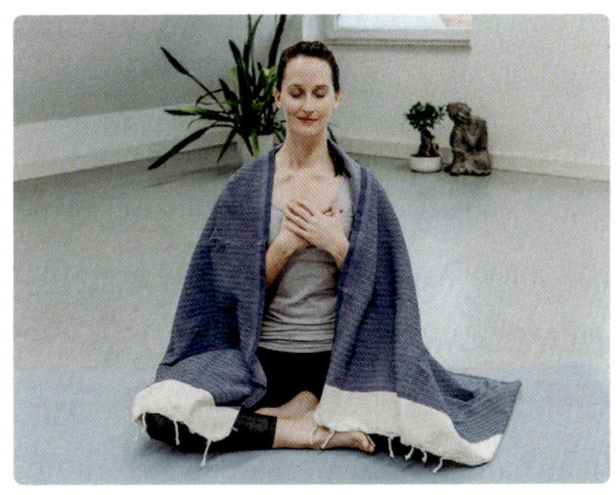

und Geborgenheit entstehen zu lassen. Wenn Druck gelöst wird und das Herz sich entfalten kann, erfährst du ein überaus befreiendes Gefühl! Das wiederum wird in deinem Umfeld unbewusst wahrgenommen und positiv beantwortet. Nimm dir für diese Meditation mindestens 10 Minuten Zeit!

- Du sitzt aufgerichtet auf deiner Matte. Deine Augen sind geschlossenen. Die Hände ruhen übereinander auf dem Brustbein und wärmen das Herz.
- Richte deine Aufmerksamkeit konkret auf dein Herz. Nimm wahr, wo genau es liegt und wie es schlägt. Stelle dir vor, wie groß es ist, wie es aussieht und wie frei es sich gerade in deinem Brustkorb entfalten kann.
- Atme durch die Vorderseite des Herzens ein und visualisiere, wie schöne, positive und bereichernde Energie in dein Herz strömt. Vielleicht sind es gute Gedanken oder schöne Erinnerungen, ein liebevolles Wort, der Duft von Blumen, warmer heller Sonnenschein – sei kreativ und frei bei der Auswahl!
- Spüre, wie sich mit jeder Einatmung dein Herz ein Stückchen weiter entfaltet.
- Stelle dir vor, du atmest durch die Rückseite des Herzens alles aus, was dein Herz bedrückt. Ärger oder Kummer über gescheiterte Beziehungen, einschränkende Glaubenssätze, die dein Herz eng machen, Leiden an der Welt – lasse alles los!
- Spüre, wie sich mit jeder Ausatmung dein Herz mehr entspannt.

## Körpersäule „Craniosakralsystem“

*Das Gehirn wird durch Gehirnwasser, das Liquor cerebrospinalis, versorgt und geschützt. Die Produktion und Austreibungsphase des Liquors geschieht in einem ganz speziellen Rhythmus, der als eine Art Körperwelle von den betreffenden Schädelknochen über Rückenmark- und Hirnhäute bis zum Kreuzbein übertragen wird: der craniosakrale Rhythmus. In diesem Kapitel kannst du die fein aufeinander abgestimmte Bewegung nutzen, um deine Körperkräfte zu ordnen. Du wirst ganz deutlich spüren, wie im gesamten Körper-Geist-Seele-System Ruhe und Klarheit entsteht.*

### *Die Körperrhythmen*

Rhythmen gehören zu den Grundmustern der Selbstregulation des Menschen. Bekannt sind der Atemrhythmus und der Herzschlag, jedoch ist der craniosakrale Rhythmus wissenschaftlich weitgehend unerforscht. Er entsteht durch die Produktion des Hirnwassers (Liquor). Neben dem Gehirnschutz und der Versorgung des zentralen Nervensystems mit Botenstoffen übernimmt es die Aufgaben einer Art Müllabfuhr in der Kopfregion.

Die zyklische Neubildung von Hirnwasser bewirkt in der Produktionsphase eine seitliche Ausdehnung des Kopfes. Während der Resorptionsphase des Liquors zieht sich der Schädel seitlich zusammen. In beiden Phasen müssen sich die Schädelknochen

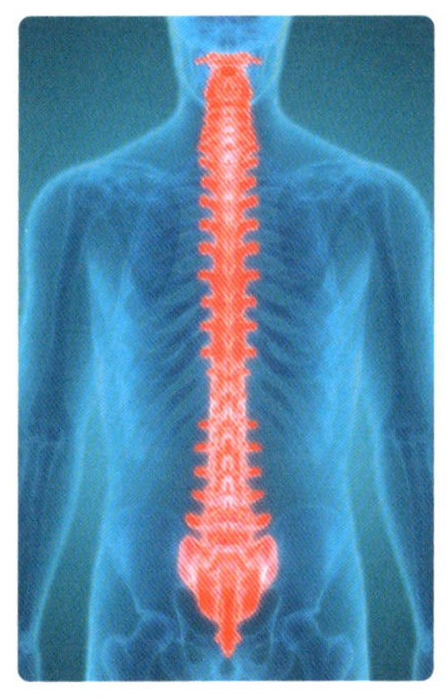

minimal mitbewegen. Da der Schädel über Rückenmark- und Hirnhäute mit Kreuz- und Steißbein verbunden ist, kann die Liquor-Bewegung von erfahrenen Osteopath*-innen bis in das Steißbein nachvollzogen werden. Genau dieses spürbare Pulsieren der Liquor-Bewegung wird als craniosakraler Rhythmus bezeichnet. Er ist langsamer als der Herzschlag und die Atemfrequenz und für den Körper von großer Bedeutung: Er reinigt das zentrale Nervensystem und vitalisiert Körper, Geist und Seele.

**AHA!** Ein Sturz auf den Po kann die Ursache für therapieresistente Kopfschmerzen sein! Durch den Aufprall auf das Kreuzbein kann das Rückenmark kurzzeitig überdehnt werden und Zug am Hinterkopf auslösen. Einzelne Schädelknochen sind mitbetroffen: Sie blockieren in ihrer Beweglichkeit und verfestigen die Schädelnähte. Durch die Rigidität verändert sich zwangsläufig die Fließkraft des Hirnwassers und mit ihr der craniosakrale Rhythmus. Die zunehmende Anspannung verursacht nicht selten auch noch Jahre nach dem Sturz Kopfschmerzen mit Druck- und Stauungsgefühl. Eine korrektive Behandlung des Steißbeins durch eine Osteopathin/einen Osteopathen bringt häufig nachhaltig Entlastung.

## *Wenn der Liquor aus dem Takt kommt*

### Frühe Warnsymptome

Irritationen in der Verbindung zwischen Schädelknochen, Rückenmark- und Hirnhäuten sowie Kreuz- und Steißbein, zum Beispiel durch ein verschobenes Kopfgelenk, kann das Selbstheilungssystem nach einer Korrektur des Wirbels mühelos wieder ausgleichen. Erst wenn die Schädelknochen sich langfristig nicht mehr im Rhythmus der Liquor-Bewegung ausdehnen und zusammenziehen können, entstehen Beschwerden. Ein Schädel-Hirn-Trauma, eine feste Zahnspange oder ein unkorrigierter Beckenschiefstand sind einige Gründe für mangelnde Beweglichkeit der Schädelknochen. Zu den frühen Warnsymptomen im craniosakralen System zählen:

- Kopfschmerzen
- Hochzervikale Halswirbelsäulenschmerzen
- Schmerzen bei langem Sitzen
- Eingeschränkte Mundöffnung
- Schwindel
- Beeinträchtigung der Sinnesorgane
- Vitalitätsverlust und Labilität

### Beschwerden durch das Kiefergelenk

Über bestimmte Schädelknochen hat das Kiefergelenk eine enge Beziehung zum craniosakralen System und zum ersten Halswirbel (Atlas). Wie beweglich dein Kiefergelenk ist und ob es vielleicht mit deinen Beschwerden zu tun hat, kannst du vor dem Spiegel überprüfen. Teste, ob

- du den Mund nur weniger als 4 Zentimeter öffnen kannst,
- der Kiefer bei Mundöffnung oder Mundschluss knackt,
- der Kiefer sich beim Öffnen in einer Zickzack-Linie bewegt,
- es Zahnabdrücke an den Zungenrändern gibt.

Selbst wenn nur einer der Punkte auf dich zutrifft, ist die Wahrscheinlichkeit groß, dass dein Kiefergelenk die Ursache für deine Beschwerden ist! Überprüfe zusätzlich, ob du nachts mit den Zähnen knirschst oder Stress durch Zähnepressen abbaust. Dann könnte eine Okklusionsschiene von der Zahnärztin/vom Zahnarzt deine Beschwerden lindern und die Zähne vor Abrieb schützen.
Wenn innerhalb der Schädel-Steißbein-Verbindung Blockierungen zu finden sind (Schädelknochen, Atlas, Kiefergelenk, Kreuz- oder Steißbein), braucht das Selbstheilungssystem Unterstützung! Wende dich an eine Osteopathin/einen Osteopathen oder eine spezialisierte Physiotherapeutin/einen spezialisierten Physiotherapeuten, um die Blockierungen durch manuelle Techniken zu lösen! Ist die Blockade gelöst, kann dein innerer Arzt den craniosakralen Rhythmus wieder natürlich ordnen.

### *Extrawissen: Schädel, Hals und Nacken*

Der Kopf mit seinen 22 Schädelknochen ist keineswegs ein starres Gebilde, obwohl er von stabilen Schädelnähten zusammengehalten wird. Trotz der Nähte kann sich

## Übungsprogramm: Ruhe im Kopf

In diesem Übungsprogramm arbeitest du mit einer sehr feinen und klaren Körperenergie! Deshalb sei besonders achtsam mit dir und führe die Bewegungen in einer sanften und langsamen Intensität aus. Übe nicht, wenn du in Eile bist! Für den sensiblen craniosakralen Rhythmus musst du dir Zeit nehmen und dich ganz besonders in dein Körper-Geist-Seele-System vertiefen können.

Die Übungen mobilisieren schwerpunktmäßig die Schädelknochen und sorgen für Kraft und Beständigkeit im craniosakralen Motor. Sie helfen dir, Druck im Kopf aufzulösen und die Konzentrationsfähigkeit zu stärken. Dadurch werden auch deine Sinne (Hören, Sehen und Schmecken) geschärft. Wenn du das komplette Übungsprogramm praktizierst, kannst du mit vielen positiven Veränderungen rechnen:

- Verbesserung der Konzentrationsfähigkeit
- Positive Grundstimmung
- Reduktion von Kopfschmerzen und Druckgefühl im Kopf
- Erleichterung und Entfaltung im Schulter-Nacken- und Kopf-Bereich
- Linderung von Rückenbeschwerden im Kreuz- und Steißbein
- Schärfung der Sinne
- Sekret-Mobilisation

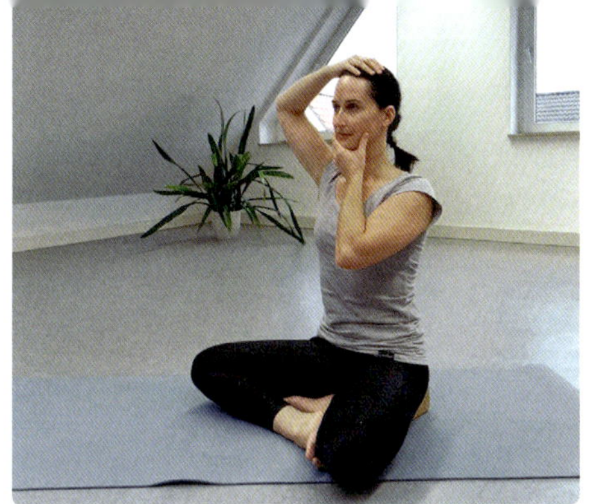

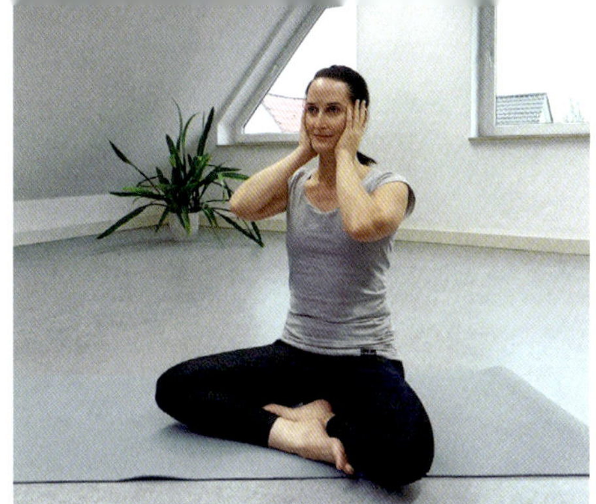

### *Übung 27 – Die Welle anregen*

Mit der ersten Übung kannst du den Kopf „belüften" und erfrischen. Stelle dir einen miefigen Dachboden vor, auf dem du nach langer Zeit das Fenster öffnest. Frische Luft strömt in jede Ritze. Auf deinen Kopf bezogen: Sauerstoff und Energie! Sekrete wie Tränen- und Nasenflüssigkeiten können besser ablaufen. Das tut besonders gut bei Stirnkopfschmerzen oder Schmerzen, die sich wie ein drückender Helm anfühlen. Die Übung harmonisiert die Produktion von Tränenflüssigkeit, Speichel und Nasensekret und tut gut bei chronischer Verstopfung der Nasennebenhöhlen. Die Schädelatmung klärt und ordnet deine geistigen Verhältnisse.

- Finde in eine aufgerichtete Sitzposition auf deiner Matte.
- Lege eine Hand auf den Kopf und die andere Hand flächig unter das Kinn. Mit der Einatmung visualisiere ein Auseinandergehen der Hände, mit der Ausatmung drückst du den Kopf ganz leicht zusammen (je 5 Mal).
- Lege die Hände seitlich an den Kopf. Stelle dir einatmend vor, der Kopf breitet sich zu den Seiten aus, mit der Ausatmung presst du die Handflächen mit sanftem Druck gegen die Gesichtsseiten (je 5 Mal).
- Nimm wahr, wie sich der Kopf jeweils subtil dehnen und zusammendrücken lässt.

### *Übung 28 – Dritte Auge öffnen*

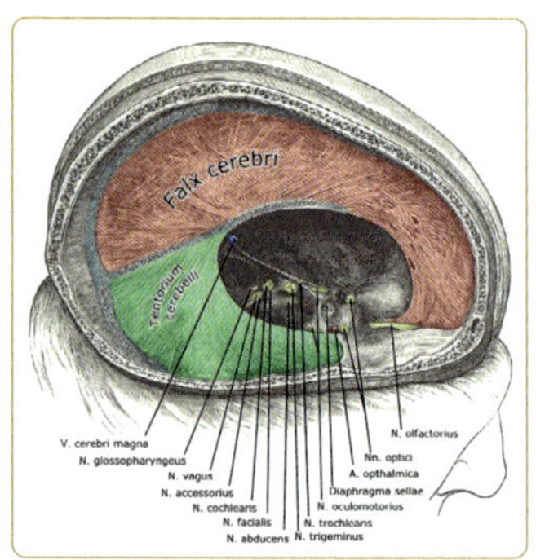


Die Falx cerebri ist eine zähe Membran, die den Schädel von innen auskleidet und die beiden Gehirnhälften voneinander trennt. Da sie mit der Schädeldecke verbunden ist, arbeitet sie eng mit den craniosakralen Strukturen zusammen und vermag bei Überlastung Kopfschmerzen und Konzentrationsschwäche zu verursachen. Ihr Ansatzpunkt vorne an der Stirn überschneidet sich mit dem sogenannten **„dritten Auge“** – ein Energiezentrum bzw. das Stirnchakra, das vor allem aus der hinduistischen Tradition bekannt ist. Es wird auch das „Tor zur Seele“ genannt. Diese beiden unterschiedlichen Strukturen in einer Übung aktivieren zu können, bedeutet für mich immer wieder die perfekte Zusammenführung von alternativer und moderner Medizin. Die verschiedenen Zugänge – physisch und energetisch – finden hier einen gemeinsamen Ansatzpunkt und so kann sich die geballte Wirkkraft auf verschiedenen Ebenen entfalten. Durch die Harmonisierung der Energie kommt der Geist zur Ruhe und die Seelenkraft entfaltet sich. Die Stirn fühlt sich gleichzeitig wunderbar frei an, Stirn- und Augenkopfschmerz verschwinden und die Nebenhöhlen werden befreit. Da die Faszie eng mit der äußeren Hirnhaut in Verbindung mit dem Rückenmark verflochten ist, bewirkt der energiereiche Impuls sogar eine Neuausrichtung des Steißbeins!

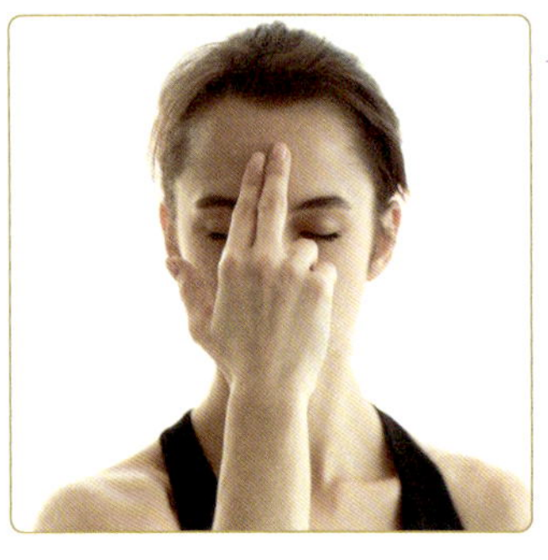

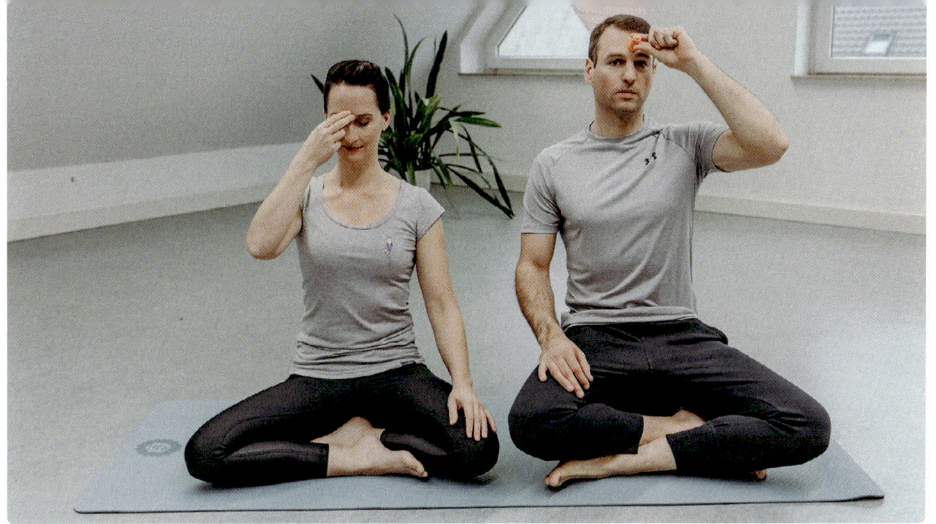

- Komme in eine gut aufgerichtete Sitzposition auf deiner Matte. Lege Zeige- und Mittelfinger mit sanftem Druck übereinander auf den Punkt zwischen den Augenbrauen.
- Schließe die Augen und konzentriere dich darauf, dass alles unter diesen Punkt fließt, was dich momentan belastet oder deine Seele beschwert. Das „dritte Auge“ wird aktiviert.
- Wenn sich für dein Gefühl genug unter den Fingern gesammelt hat, erhöhe den Druck und streiche mit den Fingern kräftig über die Stirn bis zum Scheitelpunkt. Hier angekommen stelle dir vor, du wischt all den losgelassenen Seelenmüll von dir weg.
- Wiederhole die festen Streichungen über die Stirn bis zum Scheitelpunkt ein paar Mal. Die Falx cerebri wird aktiviert.

*Hinweis:* Als Variante kannst du die Stirn mit einem kleinen Schröpf-Cup ausstreichen. Der Reiz wirkt dreidimensional im Fasziengewebe und schafft noch einen stärkeren Impuls als das Ausstreichen mit der Hand.

### *Übung 29 – Drainage für den Kopf*

Mit der nächsten Übung wird dir buchstäblich der Kopf verdreht! Durch sanftes und langsames Wringen der Schädelknochen gegeneinander entsteht eine Drainage für den Kopf! Das kommt besonders gestauten Nasennebenhöhlen zugute! Selbst Druck auf den Ohren, den Augen und auf dem Kiefergelenk löst sich auf. Das gesamte Fließsystem im Schädel wird angeregt und der Kopf fühlt sich nach der Übung wie ein gut durchlüfteter Raum an!

Die Übung ist übrigens auch wunderbar geeignet, wenn du ein Projekt abschließen musst und unter Zeitdruck stehst. Der Stirnknochen unterhält eine Verbindung zur Leber, die in Stressphasen auf Hochtouren arbeitet! Durch die Übung erfährt die Leber regulierende und stresslösende Impulse und wird vor Überlastung geschützt.

- Setze dich aufrecht auf die Matte. Lege die linke Hand flächig im lockeren Griff auf die Stirn (auf das Stirnbein). Die ausgewählte Hand verändert sich während der Übung nicht.
- Lege die andere Hand flächig auf den Hinterkopf (auf das Hinterhauptbein) und verschiebe mit den Händen das Stirnbein und das Hinterhauptbein sanft und langsam gegeneinander. Verschiebe beide Knochen ein paar Mal in gleicher Weise hin und her.
- Die Hand auf der Stirn bleibt liegen. Die andere Hand umfasst das kleine Nasenbein. Verschiebe beide Knochen langsam ein paar Mal gegeneinander.

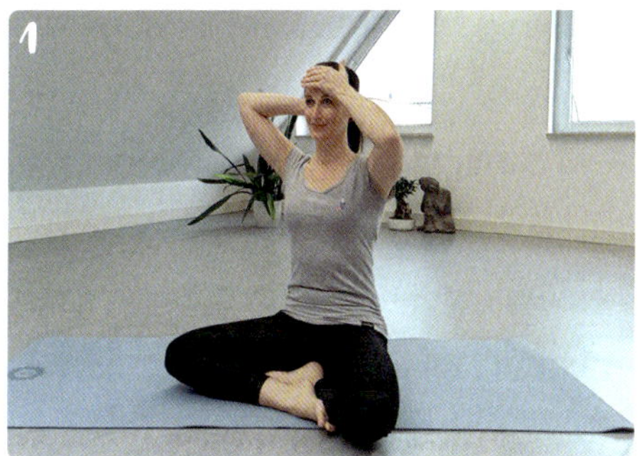


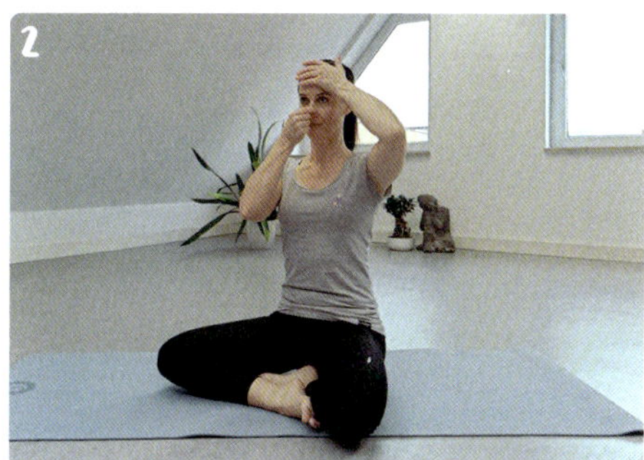


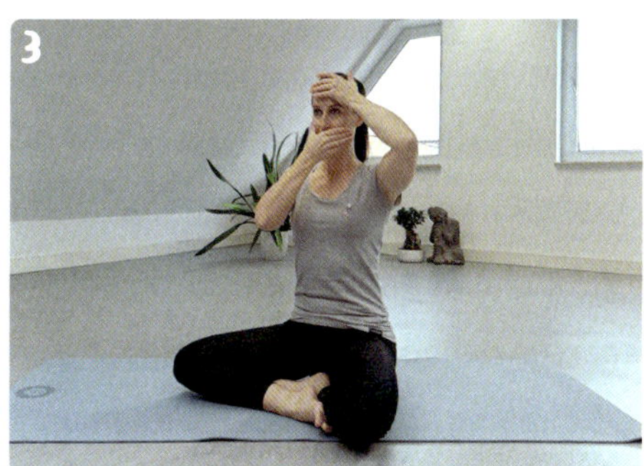


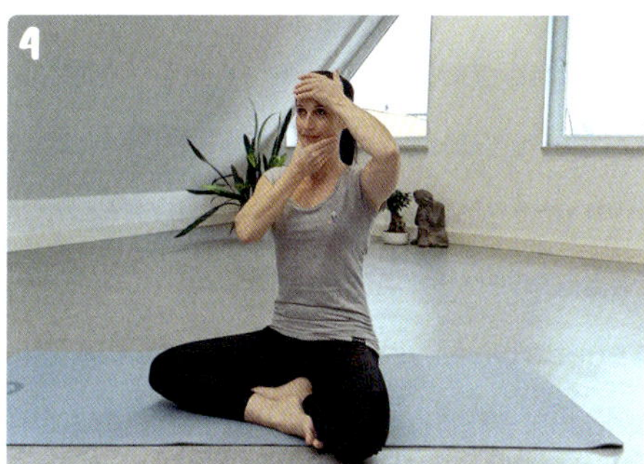


- Die Hand auf der Stirn bleibt liegen. Die andere Hand umfasst den Oberkiefer. Verschiebe beide Knochen sanft ein paar Mal gegeneinander.
- Die Hand auf der Stirn bleibt liegen. Die andere Hand liegt flächig auf dem Unterkiefer. Öffne den Mund ein bisschen und verschiebe beide Knochen ein paar Mal gegeneinander.
- Nimm dir Zeit zum Nachspüren.

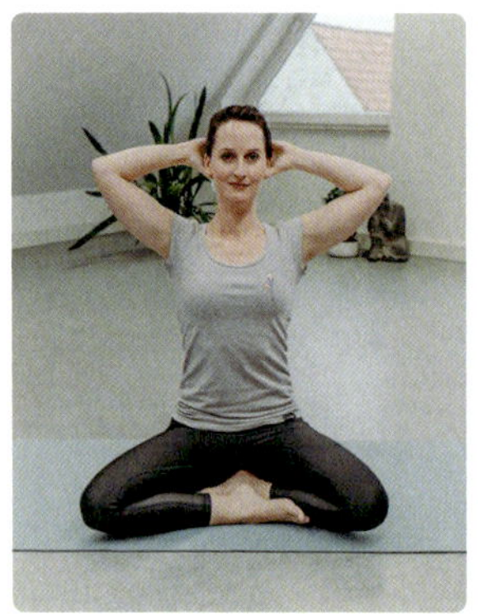

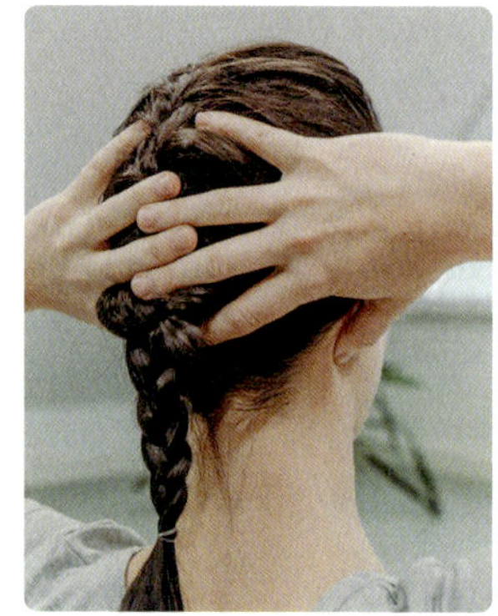

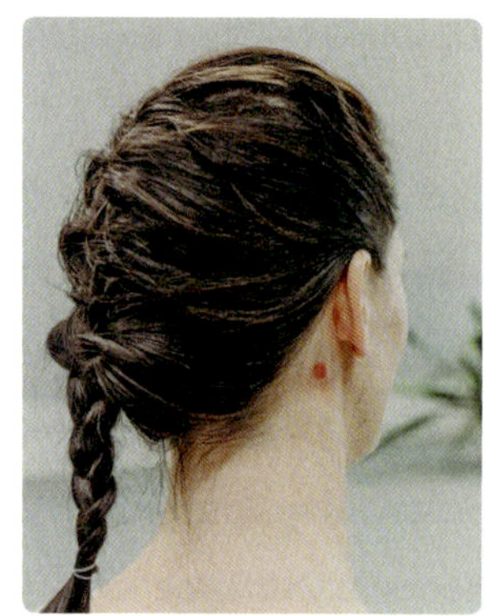

- Du kannst eine aufrechte Sitzposition einnehmen oder die Rückenlage.
- Der auszuübende Daumendruck sollte sanft und die Bewegung langsam sein: Drücke mit den Daumen in das Gewebe an den Querfortsetzen des Atlas.
- Schiebe nun mit dem linken Daumen den Wirbel in Richtung rechte Seite und bleibe für ein paar Sekunden in der Position.
- Dann schiebe mit dem rechten Daumen den Atlas nach links. Auch hier bleibe für ein paar Sekunden.
- Schiebe den Atlas so einige Male hin und her. Nimmst du ein Pulsieren war, bleibe in der Position, bis es weniger oder kaum noch spürbar ist.

**Mein Tipp:** Vielleicht erinnerst du dich noch daran, dass ein schwerer Dickdarm über fasziale und nervale Verkettungen Beschwerden bis nach oben ins Kopfgelenk verursachen kann. Wenn der Atlaswirbel ohne ersichtlichen Grund immer wieder blockiert und sich als Begleitsymptome dumpfer Kopfschmerz und Verdauungsstörungen zeigen, lohnt es sich, auch dem Darm mehr Beachtung zu schenken. Ist der Stuhl sehr fest und der Dickdarm folglich verstopft, kannst du die Konsistenz des Stuhls über eine gesündere Ernährung mit guten Ballaststoffen verändern. Vielleicht musst du auch die Wassertrinkmenge erhöhen. Ändert sich nichts, ist eine Stuhlprobe angezeigt, mit der sich die Zusammensetzung der Darmbakterien genau bestimmen lässt.

# literatur und weiterführende quellen


Barral, Jean-Pierre/Mercier, Pierre

***Lehrbuch der Viszeralen Osteopathie (Bde. 1 und 2)***

Urban & Fischer Verlag 2016

Bihlmaier, Susanne

***Die Akupunktur – Lehrbuch, Bildatlas, Repetitorium***

KVM Medizinverlag 2020

Corts, Magga

***Anatomie für Osteopathen – Lehrbuch und Atlas***

Thieme Verlag 2019

Diehl, Hans/Leitzmann, Claus/Mildenstein, Klas

***Health Power – Einfach gesund! – Gesund essen. Gesund werden. Gesund bleiben***

ibidem Verlag 2020

Huss, Simone/Wentzel, Bettina

***Diaphragmen und die Zirkulation –***
***Fasziale Aspekte und Anwendung in Osteopathie und Yoga***

Haug Verlag 2015

Reumann, Friederike

***Ich hör' auf mein Bauchgefühl – Das geheime Wissen unserer Bauchorgane***

Lüchow Verlag 2020

Reumann, Friederike

***Das Workbook – Eine Arbeitshilfe aus der Yoga-Praxis***

BoD 2017

Saraswati, Swami Sytyananda

***Asana Pranayama Mudra Bandha***

Ananda Verlag 2019

Schnorrenberger, Claus C./Schnorrenberger, Beate

***Taschenatlas der Zungendiagnostik –***
***Mit Therapiehinweisen zu Akupunktur, Rezeptur und Diätetik***

Hippokrates Verlag 2007

Weidinger, Georg

***Die Heilung der Mitte – Die Kraft der Traditionellen Chinesischen Medizin***

Ennsthaler Verlag 2019

Wu, Alex

***Wie der Körper sich selbst heilt –***
***Eine verblüffend einfache Gebrauchsanweisung aus der chinesischen Medizin***

Knaur Verlag 2018

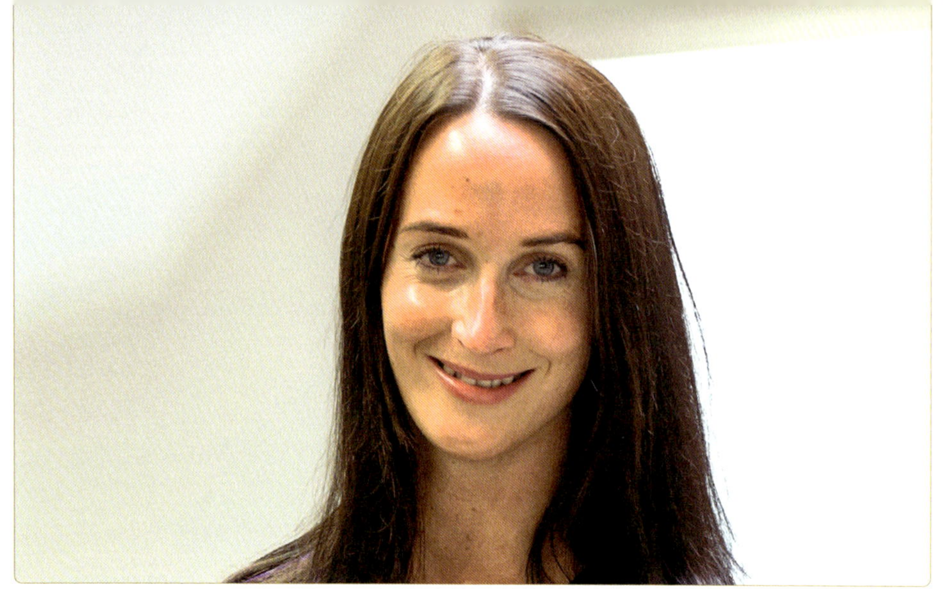

Friederike Reumann

*Friederike Reumann, Jahrgang 1983, ist Physiotherapeutin, Heilpraktikerin und Osteopathin und betreibt mit ihrem Team die „Praxis PhysioPlus" und das „YogaLoft" in Neustadt am Steinhuder Meer. Sie betreut u. a. Leistungssportler*innen und leitet zahlreiche Workshops und Seminare. Als Autorin publiziert sie neben Sachbüchern auch in Fach- und Gesundheitszeitschriften und ist Herausgeberin eines eigenen Praxismagazins.*

**Kontakt:** www.yoga-am-steinhuder-meer.de
www.physioplus-neustadt.de

# ich Bin DankBar …

*… für meine wunderbare Familie und ein tolles Team, in dem ich arbeiten darf! Ihr haltet mir den Rücken für meine Buchprojekte frei und motiviert mich, meine Ideen zu Papier zu bringen. Danke Bo, für deine Geduld und den Kaffeenachschub mitten in der Nacht! Ganz herzlich bedanken möchte ich mich auch bei meinem Verlag und bei Annika Huck für das entgegengebrachte Vertrauen in meine Manuskriptidee und für die freundliche, professionelle Betreuung während der gesamten Projektphase. Vielen Dank Philipp, dass du mein Buch mit deinen schönen Fotos bereicherst! Meinen besonderen Dank möchte ich meiner Schwester Lena, Nadine und Falko aussprechen! Durch eure Hilfe und die vielen guten Ratschläge habe ich große Unterstützung während meines Buchprojekts und dem Foto-Shooting erfahren dürfen. Ich freue mich sehr, dass ihr ein Teil meines Buches seid!*

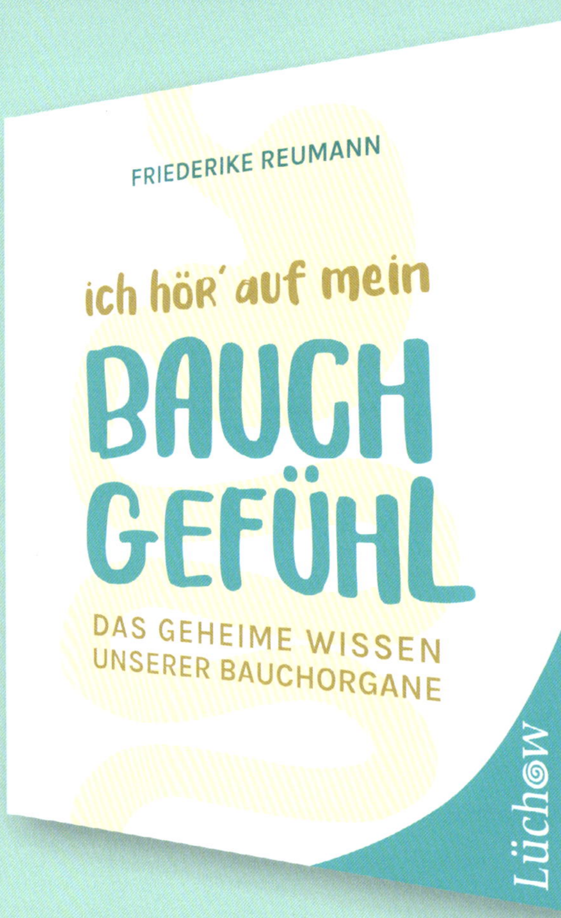
FRIEDERIKE REUMANN
ich hör' auf mein
BAUCH
GEFÜHL
DAS GEHEIME WISSEN
UNSERER BAUCHORGANE
Lüchow